つらいせきが続いたら鼻の炎症を治しなさい

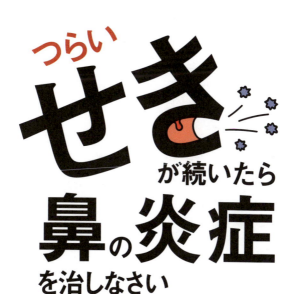

医師・医学博士
杉原徳彦

あさ出版

こんな症状に心あたりはありませんか？

- ☑よくせき払いをする
- ☑しょっちゅうのどに痰がからむ
- ☑急に強くせきこんでしまうことが頻繁にある
- ☑胸、のどに圧迫感がある
- ☑風邪を引いたあと、せきだけが長く続く
- ☑風邪の症状がないのに、せきだけが出る
- ☑寝ようとして横になると、せきが出て止まらない
- ☑長くしゃべると、せきが止まらなくなる
- ☑外に出たとき、または建物の中に入ったときなどにせきが出る

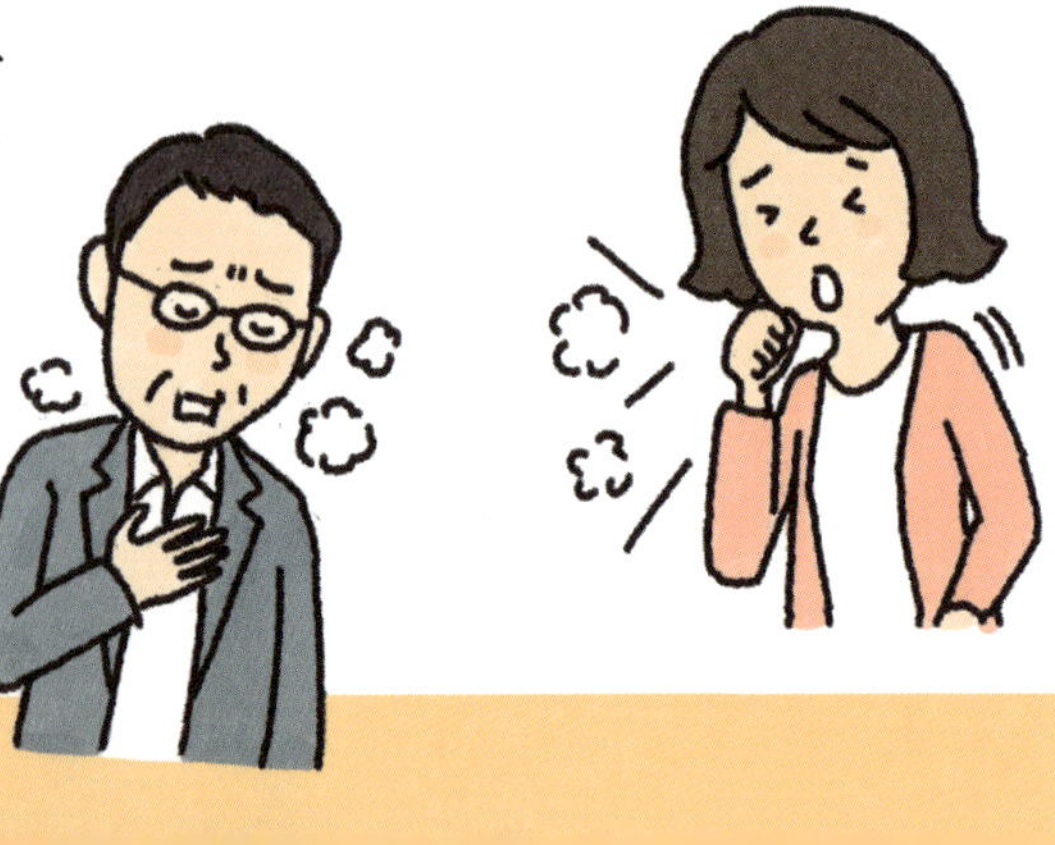

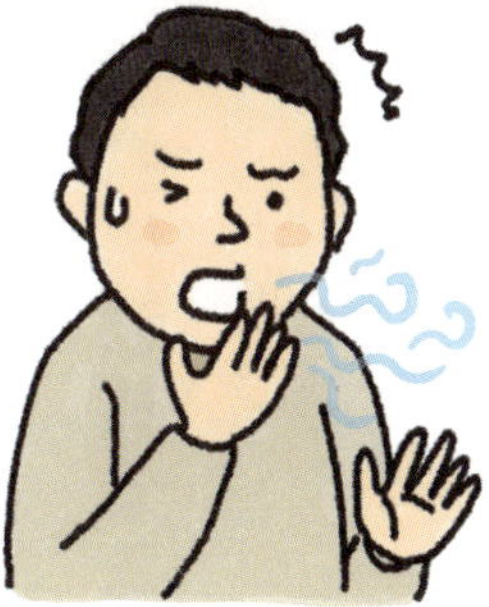

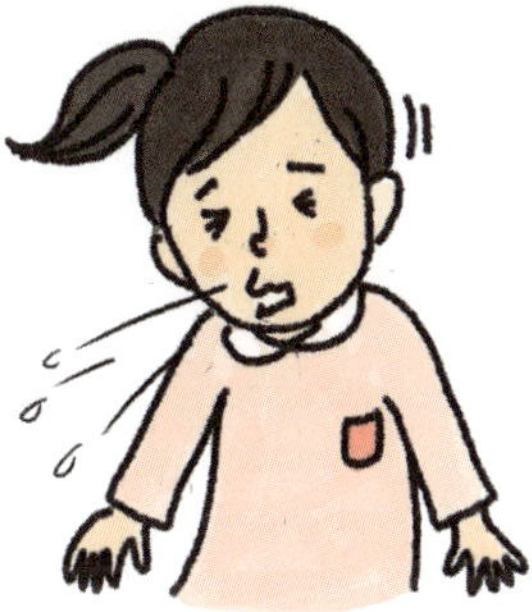

加えて、こんなこともありませんか？

- ☑ 口が臭いと感じる（口が臭いと言われる）
- ☑ 唇がいつも乾いている
- ☑ ゲップが出て、お腹が張っている感じがする
- ☑ 朝起きたときに、のどが乾燥している
- ☑ 無意識に鼻をすすっている
- ☑ 麺類（汁物）や酢の物を食べるときに、むせることがある
- ☑ イビキがうるさいと言われる
- ☑ 鼻づまりを感じることがある
- ☑ 年に何回も風邪をひく（熱を出す）
- ☑ 突然のどや鼻が痒くなることがある
- ☑ クシャミをくり返すことがある
- ☑ 目ヤニ、涙目、眼の充血や痒みがある
- ☑ 扁桃炎をよく起こす
- ☑ 耳がつまった感じになることが多い

このような症状を、
劇的に改善する方法があります。

それは、
「鼻の炎症」を治すことです。

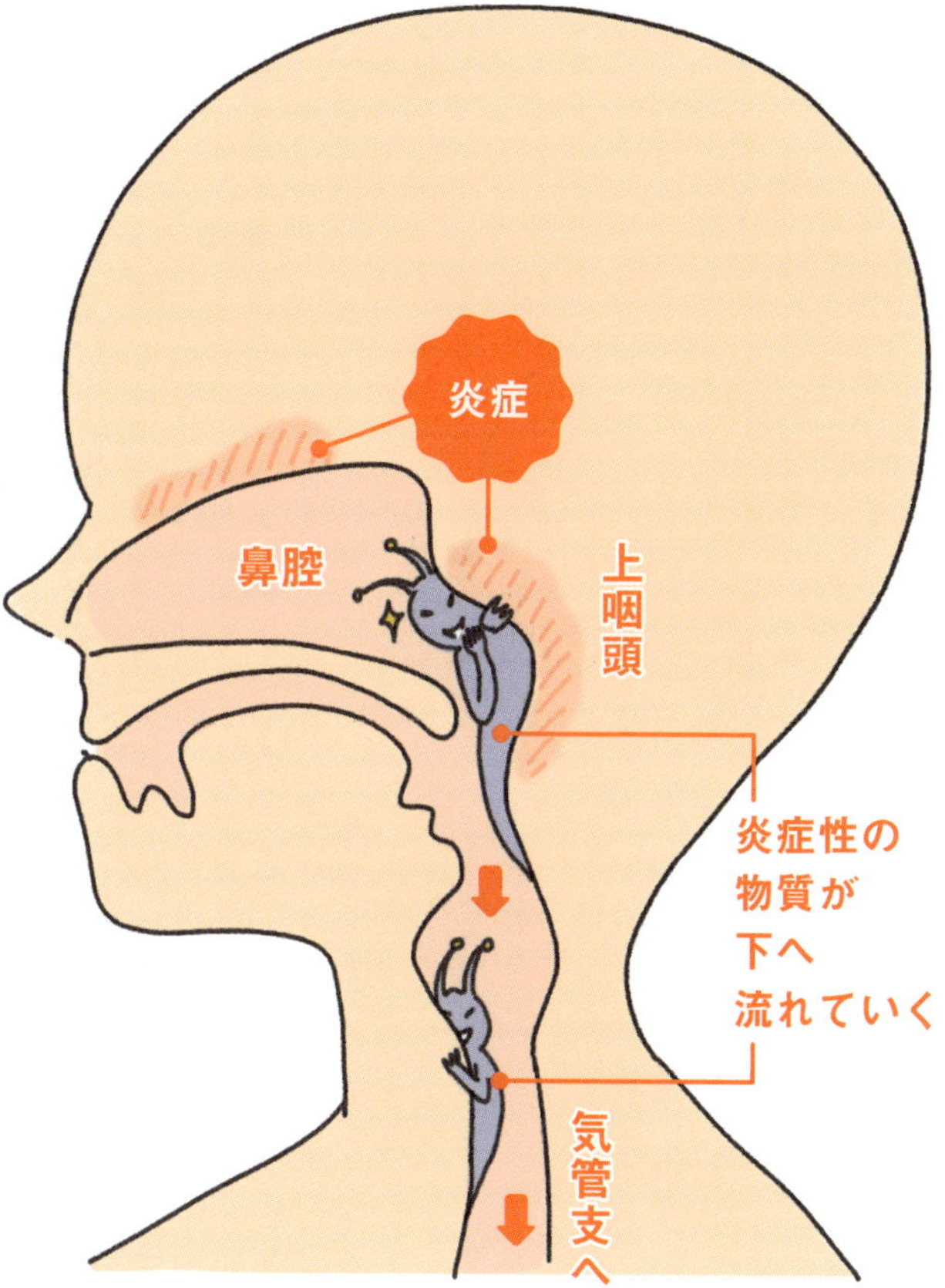

鼻に炎症があると、

気管支に向かって、炎症性の物質が流れていきます。すると、炎症が広がり気道が敏感になることでせきが出やすくなります。

そして、それを放置していると
刺激によって気道の壁がどんどん分厚くなり、
やがて、**呼吸困難**、**気管支ぜんそく**や**COPD**、**誤嚥性肺炎**だけではなく

さまざまな病気につながるのです。

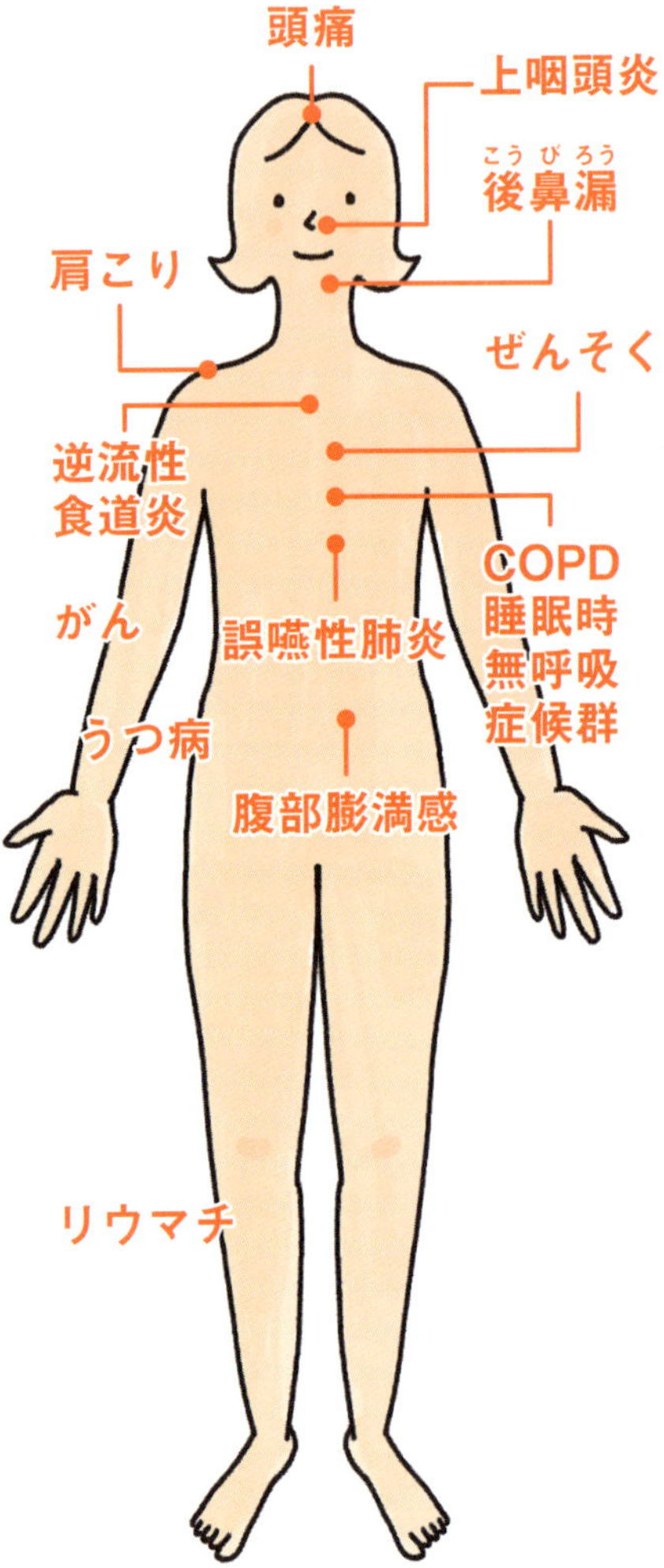

今まで、せきの治療をしても
なかなか治らなかったという方も
いらっしゃるでしょう。

それは、
「鼻より下の部分（下気道）」だけを
治療していたから。

鼻に炎症があると、
いくらほかの部分を治療しても
せきは再発してしまいます。

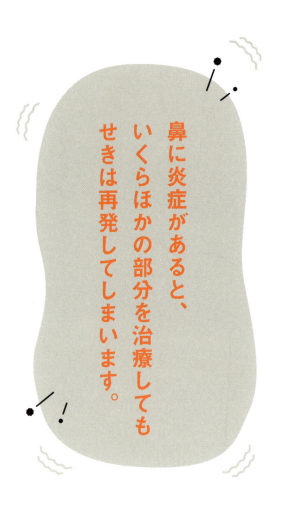

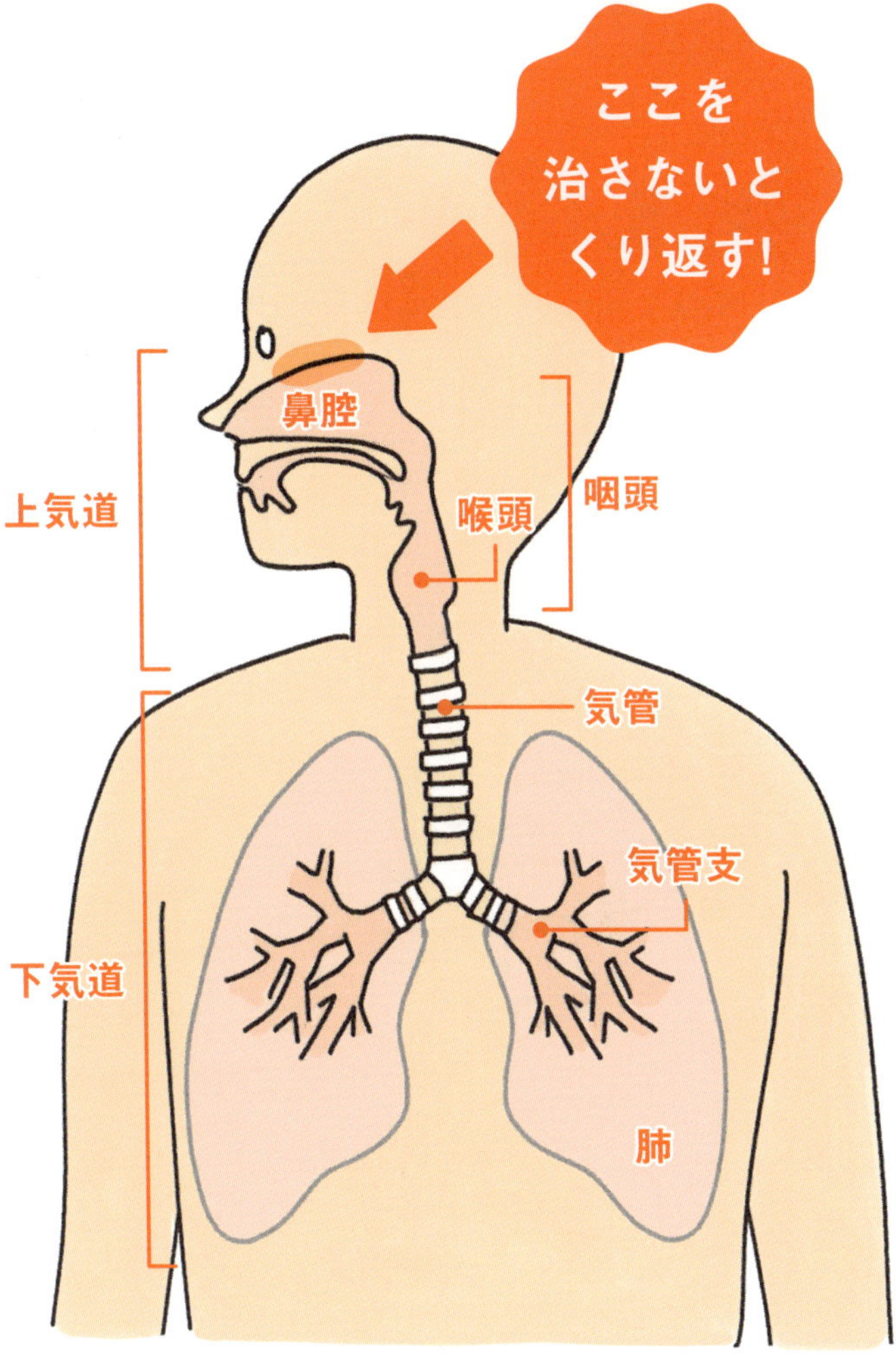
ここを
治さないと
くり返す!
鼻腔
咽頭
喉頭
上気道
気管
気管支
下気道
肺

でも、正しい治療をすれば、大丈夫です。
症状は少しずつ改善し、
呼吸もラクになります。

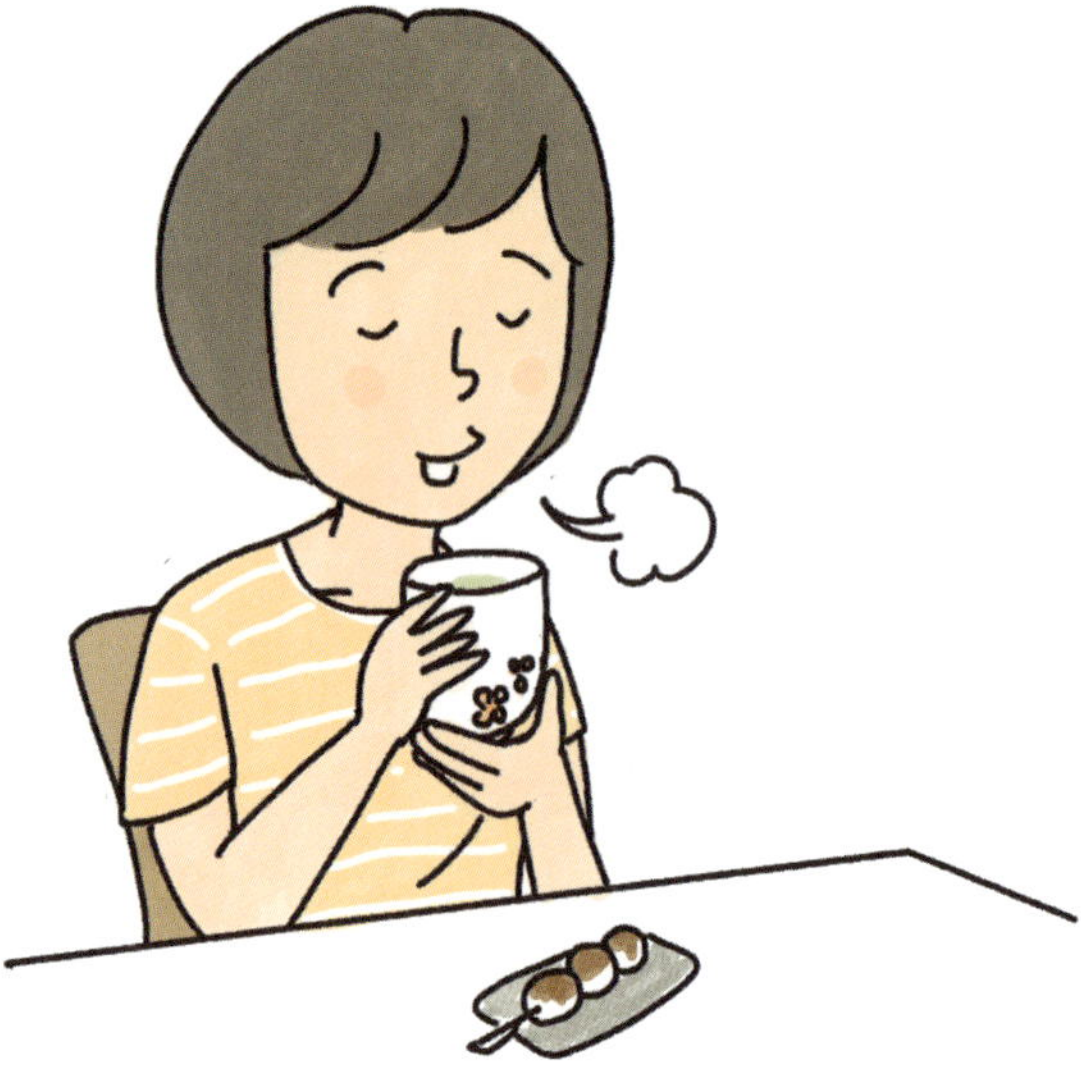

鼻の炎症を治すと、こんな症状が改善します！

- 息苦しさ
- しつこいせき
- イビキ
- 痰がらみ
- 口臭
- 免疫力の低下
- 慢性疲労
- 集中力の低下

何十年も気になっていた、のどの痰のからみがとれて、わずらわしさを感じなくなりました。(60代・男性)

いつも痰がからんでせき払いをしていましたが、治療をすることで鼻呼吸がラクになり、今まで以上に声が出しやすくなりました。(30代・女性・声優)

改善しました！

せきで試合に集中できなかったのですが、運動中の呼吸がラクになり、試合中も気になりませんでした。(30代・男性・プロキックボクサー)

「目ヤニと鼻のアカが減る」という地味ながらうれしい効果に始まり、体調が全般的に改善しました。治療開始から1年、花粉症は非常に軽く済み、春の恒例行事だった副鼻腔炎は発症しませんでした。杉原先生に大感謝です。(50代・男性)

老後の唯一の楽しみであったカラオケができなくなっていましたが、今では以前以上に声が出るようになりました。
（70代・女性）

声が出なくなって舞台の出演は引退しようと考えていましたが、鼻を治すことで声の調子が良くなり、舞台を続ける決心がつきました。（50代・男性・タレント）

つらい症状が

家族からずっと口臭を指摘され、職場でもみんなから距離を置かれたり口を抑えたりされ気になっていましたが、そのようなことがなくなりました。（50代・男性）

原稿を読むときにせきで困っていましたが、鼻の治療を行うことでせきも痰のからみも良くなりました。（20代・女性・アナウンサー）

この本で紹介している治療法とセルフケアは、
私が今まで**毎月2千人近く**のぜんそくの患者さんを診て、
毎月約100人の鼻の検査を行った経験から得たものです。

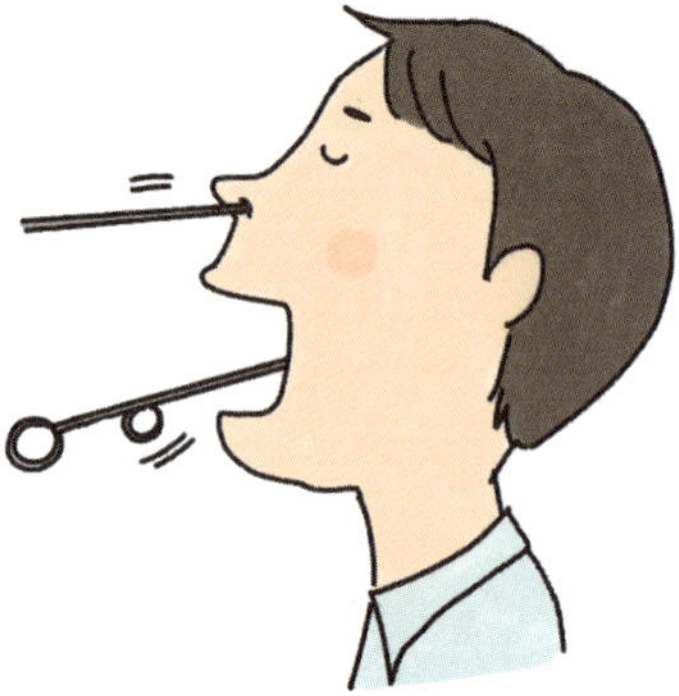

Bスポット療法（P86）

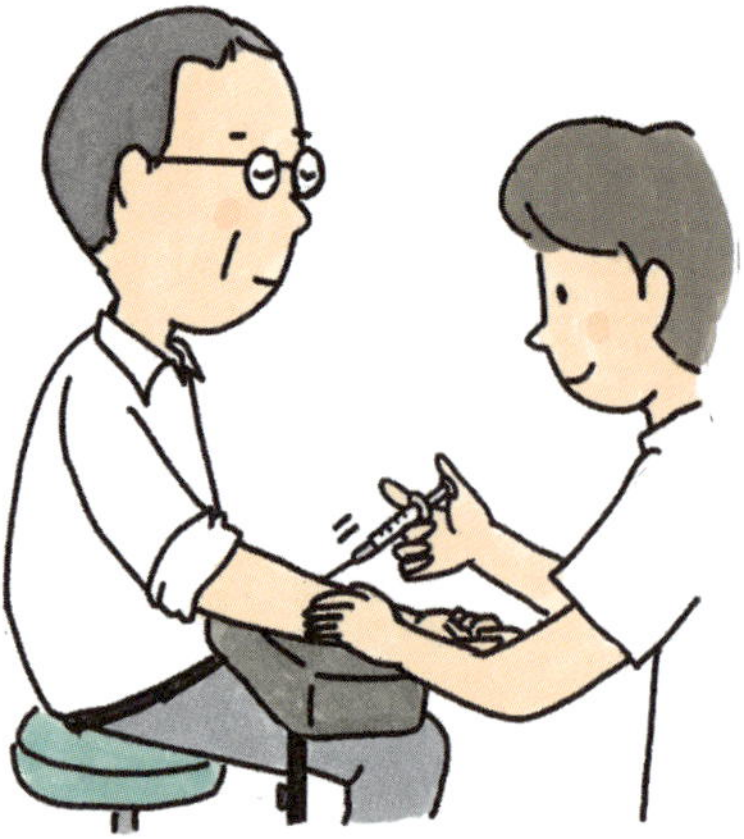

ヒスタグロビン注射（P96）
金コロイド療法（P97）
プラセンタ注射（P98）
減感作療法（P107）

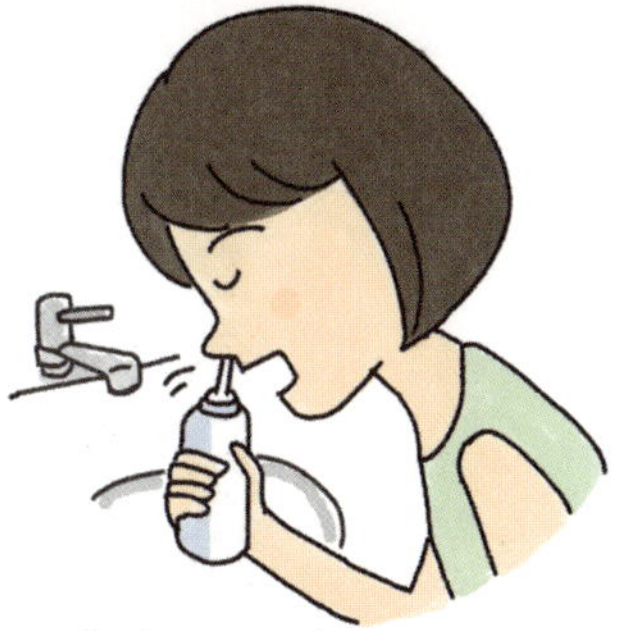

鼻うがい（P168）

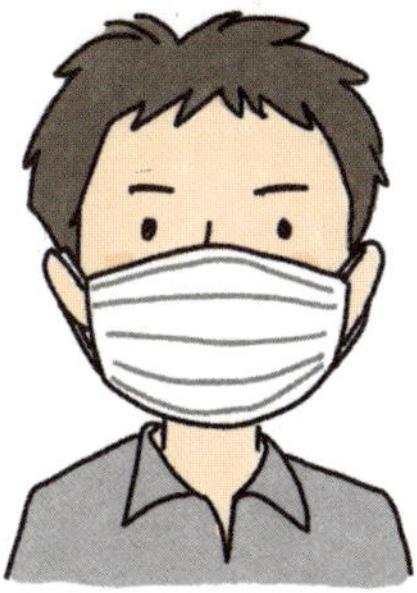

マスク（P176）

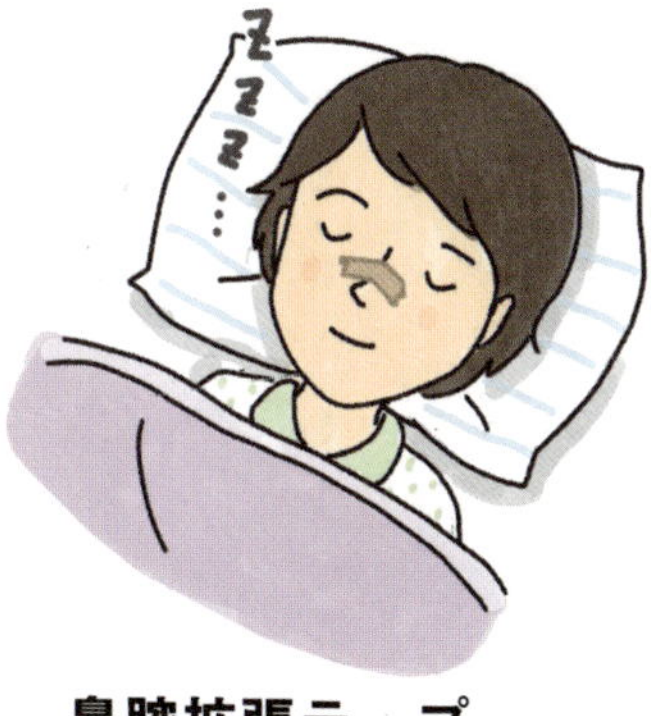

鼻腔拡張テープ
（P189）

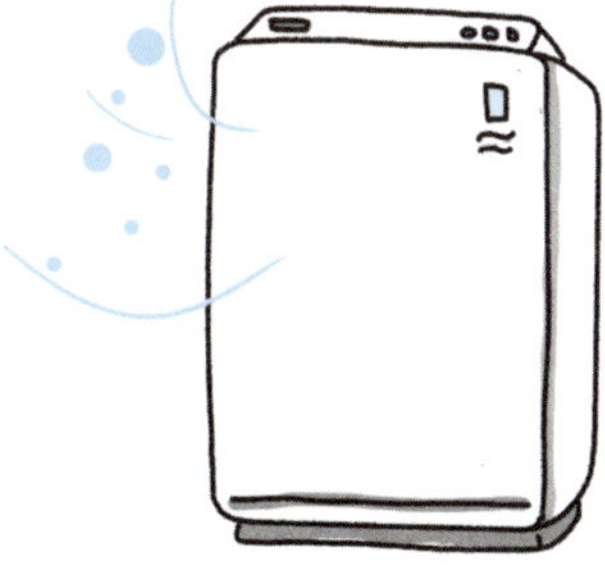

空気清浄器（P200）

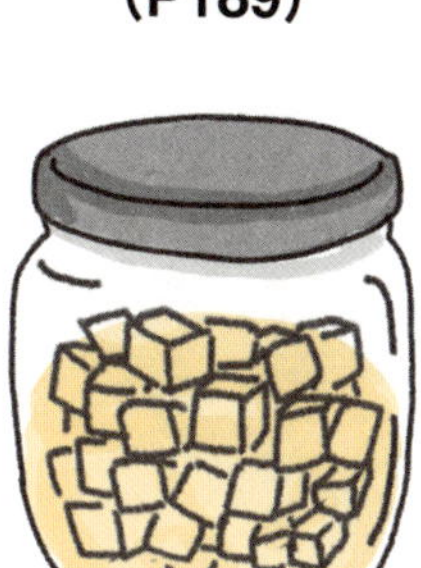

大根飴（P218）

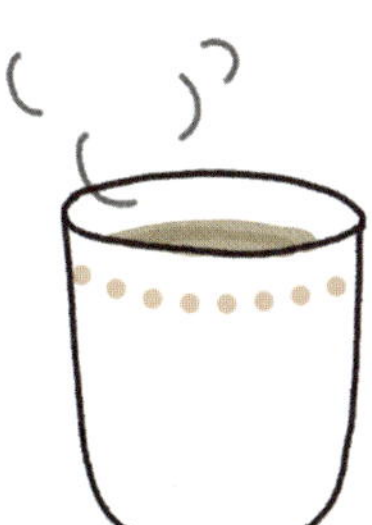

なた豆茶（P217）

せきは対策を始めるのが早いほど
治りも早くなります。

今日から鼻の炎症を治して、
健康的な生活を手に入れましょう！

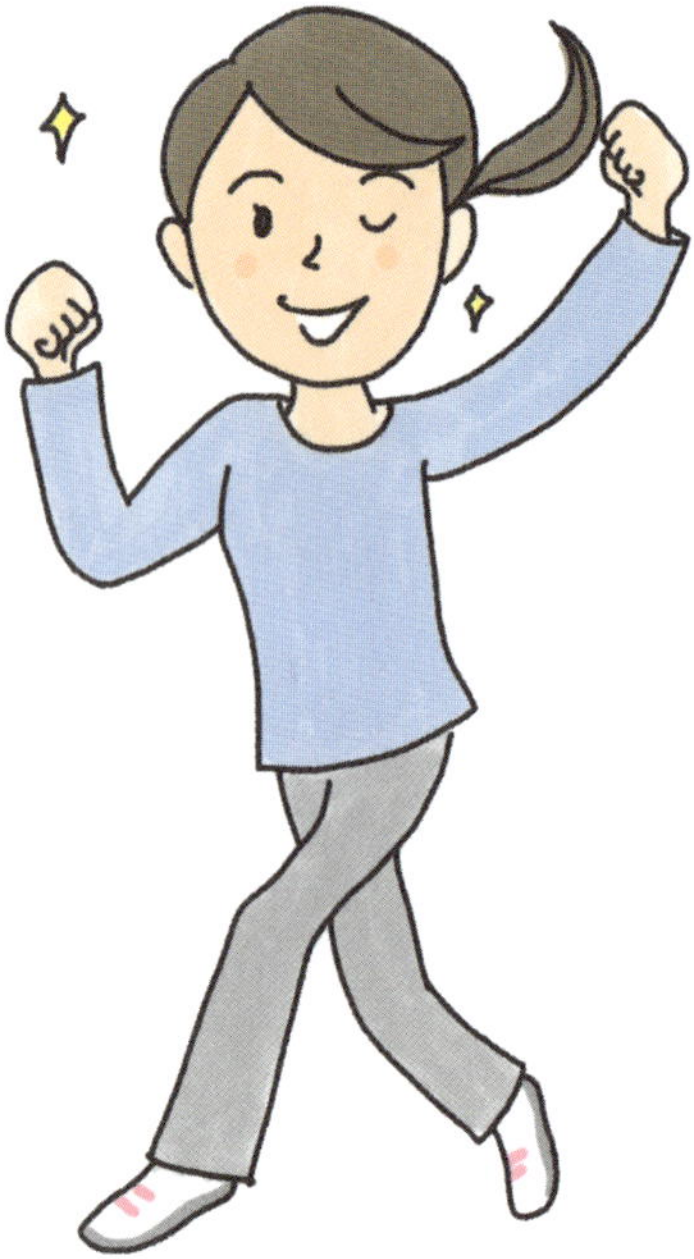

はじめに

私の病院では、毎月2千人以上の患者さんの治療をしていますが、長引くつらい咳で悩まれる患者さんが、たくさん来院します。

そんな患者さんに鼻の検査をしてみると、じつは**「鼻のトラブル」**を抱えていることが少なくありません。

そして、このような患者さんに鼻の治療をすると、長引く咳がよくなったという声が続出するようになったのです。

さらに、長引く咳が改善しただけではなく、体のほかの不調もなくなったという声を、たくさんいただくようになりました。

なぜ、「鼻」の治療をすると、こんなことが起きるのか。

それは、鼻の治療をすることで**「気道」全体が整う**からです。

つまり、鼻の疾患を治すことで気道が整い、きれいな空気がたっぷり肺に入ることで、体のさまざまな不調が改善するのです。

気道とは、簡単にいうと、鼻や口から肺までの空気の通り道のこと。入ってきた空気を潤し、ゴミやばい菌が体に入るのを防ぎます。

ところが、鼻に疾患があると、この気道の働きが弱くなってしまうのです。

くわしくは本書の中でお伝えしますが、鼻の疾患を放っておくと、痰がからむ長引く咳の症状があらわれるほか、**「気管支ぜんそく」「慢性閉塞性肺疾患（COPD）」**や**「誤嚥《ごえん》性肺炎」**などの大きな病気にもつながります。

また、鼻に疾患があると口呼吸にもなりやすく、口呼吸になると息苦しさを感じるため、**「寝ても疲れがとれない」「集中できない」**など、日常生活にも支障をきたしてしまいます。

●鼻から下だけ治療しても「つらい咳」は治らない

私たちは、鼻に不調があれば「耳鼻科」、肺や呼吸に不調があれば「呼吸器内科」に行きます。

現在の日本の医療では、気道を声帯から上の「上気道」と、そこから下の「下気道」とに大きく分け、前者は「耳鼻咽喉科」、後者は「呼吸器内科」の領域と区分けされがちです。

しかし、**長引く咳の症状は、一部分のみを治療しても、症状が思うように改善しないことが少なくありません。**

治療をしていったん症状はおさまったとしても再発し、また病院へ行くか、「いつものことだから」とあきらめて、やがて病院へも行かなくなってしまうのです。

また、鼻の疾患は本人がその症状に気づかないことが多いうえに、鼻の症状で日常生活に支障をきたしていなければ、耳鼻咽喉科に行くこともなく、気づきづらくなってしまいます。

専門家の間では近年、口や鼻から肺にかけての空気の通り道である「気道」を、1本の「道」としてとらえ、「その中で起こる疾患は、互いに影響し合っている」という考え方が主流になっています。

2001年には、世界各国のアレルギー研究者によって「One airway, one disease」という概念も提唱されました。

これは、**「1本の気道（One airway）に、1つの疾患（One disease）」**という考え方です。

つまり、長引く咳症状の出るぜんそくの治療において、鼻の疾患の有無も疑い、見つかればその治療も行う**「気道を一括して診る」**治療法が、専門家の間では一般的になりつつあるのです。

●患者さんの「ある物」から鼻の治療が始まった

私は、ある体験をしてから、長引く咳は「鼻」に原因があるのではないかと、強く意識するようになりました。

それは、気管支ぜんそくで痰がらみに悩んでいる、ある患者さんを診たときの話です。

その患者さんは、痰で窒息しそうになって以来とても神経質になり、ちょっとした痰でも気になって病院に駆け込んでいたといいます。

もともと気管支ぜんそくをもたれていたので、通院していた病院で検査をしてみたものの、以前よりも悪化している様子は見当たりません。

そこで、当院を紹介され受診されることになったのですが、あるとき、その日の朝に出た痰を持っていらっしゃいました。

ところが、私の目にはそれは**「鼻水」**にしか見えませんでした。

そこで、アレルギー性鼻炎を治す点鼻薬を使ってもらうことにしました。

すると、驚いたことに、あれだけ患者さんを悩ませていた痰が、劇的に解消されたのです。

じつは、患者さんが「痰」と思い込んでいたものは、「鼻水」だったのです。

私も幼いころ小児ぜんそくがあり、調子が悪いときに点鼻薬を使っていると一番調子がよかったことを、そのとき思い出しました。

この患者さんの件以来、鼻の疾患とぜんそくの関係をさらに深く考えるようになり、ぜんそくの症状を訴えて来院される患者さんに対して、鼻の疾患を併発していないかを必ず診るようになりました。

そして、**鼻の疾患を治療することによって、症状が数日でおさまったり、数週間でよくなったりというケースを、これまで数多く見てきました。**

また、**通常のぜんそくの治療とあわせて、鼻の治療も行うことで、長引く咳症状が出る「ぜんそく」そのものも、格段に早く治せる**ことも実感しています。

本書は、長引く咳の症状に長年悩んできた人、長年治療しているが改善がみられなかった人のための本です。

毎月2千人近くの患者さんを診ている経験をもとに、長引くつらい咳を引き起こす鼻の疾患の治療法からセルフケアまでを紹介しています。

咳は治療を始める時期が早ければ早いほど、治りも早くなります。

1人でも多くの人に本書が届き、不調から解放されることで、幸せな人生の一歩を踏み出していただけることを願っています。

2019年7月

杉原　徳彦

第1章　なぜ、鼻の炎症を治すと「つらい咳」がなくなるのか

第2章

長引く「つらい咳」を治すさまざまな方法

第3章 鼻の炎症を治すと体はこんなに変わる!

第4章 せきを再発させない！セルフケアと生活習慣

編集協力　前嶋裕紀子

第1章

なぜ、鼻の炎症を治すと「つらい咳」がなくなるのか

その咳、「鼻」が原因かもしれません

私は東京で「呼吸器内科・アレルギー科・一般内科」のクリニックを開いていますが、２週間以上たってもおさまらなかったり、場合によっては数年間も続いていたりといった、長引くつらい咳で悩まれている患者さんが、近年、非常に増えています。

咳の症状は、続いている期間で

①３週間未満の急性咳嗽《がいそう》
②３週間以上８週間未満の遷延性咳嗽《せんえんせいがいそう》

③8週間以上の慢性咳嗽《がいそう》

の3つに分けられ、そのうちの②と③が、「長引く咳」に分類されます。

ですが、「長引く咳」といっても原因はさまざまです。

風邪などウイルス感染症からの長引く咳もあれば、肺炎、急性気管支炎、マイコプラズマ肺炎、百日咳、結核などによる咳もあります。

さらに、気管支ぜんそく、間質性肺炎（肺線維症）、肺がんなど呼吸器疾患による咳、そのほか、心不全、逆流性食道炎など、呼吸器疾患以外の原因によって発生する咳もあります。

そして、原因となっている疾患は、X線検査（レントゲン）やCT検査（コンピューター断層撮影）などの、さまざまな検査で見つけることができます。

●２週間治療しても治らない咳が急増！

一方、さまざまな検査を受けてもとくに問題が見つからず、３週間以上続く場合は、**「咳ぜんそく」**の可能性が考えられます。「咳ぜんそく」は、現在欧米では「気管支ぜんそく」のもっとも軽症なものといわれています。

気管支ぜんそくは、気管支に慢性的な炎症が起こることで、その粘膜が腫れ上がります。そのぶん、空気の通り道である気道が狭くなり、かつ炎症部分から分泌される痰によってさらに気道が狭くなる病気です。

典型的な症状としては、夜間や早朝に咳が止まらない、痰がしょっちゅうからむ、息苦しい、ゼーゼー、ヒューヒューという音がすることなどがあります。

一方、咳ぜんそくは、気管支ぜんそくと同じように気管支に慢性的な炎症はあるものの、気管支がそこまで強く狭くなっていない状態です。

気管支ぜんそくにみられる息苦しさや喘鳴《ぜんめい》、痰のしつこいからみなどはなく、空咳だけが見られるのが特徴です。

症状が軽いとはいえ、**そのまま放置すると、約3割が気管支ぜんそくになっていくといわれています。**気管支拡張剤とステロイドが混ざった吸入薬を使う治療で、早ければ数日、遅くても2週間で咳の症状はかなりよくなります。


ところが、なかには2週間以上、吸入薬を使ってもまったく症状がよくならないケースがあります。

この場合、原因は、「咳ぜんそく」ではありません。

原因として考えられるのが、**「鼻の炎症」**なのです。

何らかの疾患により鼻の内部で炎症が起こり、それが原因で咳が止まらなくなってしまっている可能性があるのです。

そういわれても、ピンとこない人も多いでしょう。

しかし、これはじつはけっして、めずらしいことではありません。

私の患者さんたちを見ていても、鼻の不調により咳が治らないケースは、かなりの数に上っているのです。

なぜ、鼻の炎症が咳を長引かせるのか

では、なぜ咳の症状が、鼻の疾患によって数週間、数カ月、下手すると数年も続くのでしょうか。そのメカニズムを解説していきましょう。

咳が起こるメカニズムはいくつかあります。

1つが、「くしゃみ」と同じメカニズムで起こるもので、鼻が何らかの刺激を受け、異物への反射として起こる咳です。

鼻やのどには自律神経のうちの副交感神経に属する**迷走神経**が走っています。鼻に、ホコリや花粉、冷たい空気などの「異物」が入ると、この迷走神経が刺激され、それらの異物を体の外に出すために、咳やくしゃみをするわけです。たとえば、電車に乗った瞬間や、スーパーの冷凍食品売り場に近づいた瞬間、非常に匂いが強い場所に入った瞬間、エアコンの風に当たった瞬間などに、突然咳が止まらなくなった経験は、みなさんもあると思います。

ちなみに、このような咳は、痰をともなわない「乾いた咳」になります。

また、気管内にある痰などの異物を、体の外に出すときに起こる咳もあります。

たとえば、のどに痰がからむため、何度も咳払いをしてしまうときなどです。この場合は、痰などの分泌物を含むため、「湿った咳」になります。

そのほか、咳ぜんそくのような、気管支粘膜に炎症が起きていることで刺激に対して敏感になり、咳が発生する咳もあります。

こちらも、くしゃみと同じメカニズムで、迷走神経（この場合は気管支に走っているもの）の反射によるものですが、**咳の起きている場所が「鼻」ではなく、「気**

管支」という違いがあります（この場合も、基本的には痰はありません）。

●「鼻」が原因の咳の症状

鼻に何らかの疾患がある場合は、鼻の中（鼻腔《びくう》）に炎症が生じたり、その粘膜が腫れ上がり、空気の通り道が狭くなったりといったことが起こります。そのため、体に入ってきた異物に対して敏感になり、先ほどのくしゃみと同じメカニズムの咳（乾いた咳）が出やすくなります。

私たちの体は、健康な状態でも、つねに鼻水の一部はのどへと流れ込み、鼻やのどを保護しています。

しかし、鼻に炎症があると、分泌される鼻水の量が増えたり、その粘りが強すぎたりします。

それがのどに垂れてくることで、痰がからんでいるような感覚になります。

この症状を**「後鼻漏《こうびろう》」**といい、これを取り除こうと咳払いを頻繁にくり返します。

これはいわゆる「湿った咳」になります。

痰がからむ咳は、気管支や肺などのどから下の部分に問題があり、それが原因だと思いがちですが、じつは鼻水がのどに垂れてきていることも多いのです。

さらに、鼻の疾患をそのままにしていると、炎症が気管支にまで広がります。そうなると、今度は気管支で起こるくしゃみタイプの咳が起こりやすくなります。

そして、こうした**鼻の炎症が原因で起こる咳は、そのもとの鼻の疾患を治さなければ、症状はなかなかよくなりません。**

逆に、鼻に疾患があることを突き止め、そこを治療していくことで、鼻が原因の咳を鎮めていくことができるのです。

つらい咳につながる「鼻の炎症」の正体

長引くつらい咳の原因となる鼻の疾患の代表的なものとしては、

①アレルギー性鼻炎
②慢性副鼻腔炎《ふくびくうえん》

の2つがあります。

こうしたアレルギー性鼻炎や副鼻腔炎をもっているかどうかは、検査によって確かめることができます。

アレルギー性鼻炎の場合は、アレルギー検査によって、その原因物質を特定できます。副鼻腔炎の場合は、CTやMRI（磁気共鳴画像）を撮影して、画像検査で副鼻腔に膿《うみ》が溜っていないかを見ていきます。

原因のわからない咳が3週間以上続く場合は、こうした検査によって鼻の疾患の有無を確かめてみるといいでしょう。

●「アレルギー性鼻炎」の特徴

「アレルギー性鼻炎」は、その名のとおり、鼻の中でアレルギー反応が起こることで生じる疾患です。アレルギー反応とは、私たちの免疫機能が過剰に反応することです。

免疫機能が正常に機能している場合、外敵が鼻に入ると、**「くしゃみ」**で体外に追い出したり、**「鼻水」**で洗い流したり、鼻の粘膜を腫れさせたりすることで**「鼻づまり」**を起こし、これ以上の侵入を防ぐなどして、体を守ります。

アレルギー反応が起こるとこれらが過剰になり、くしゃみが止まらない、鼻水が出続ける、鼻づまりで鼻呼吸が十分にできないといったことが起きてしまいます。

そして、くしゃみも鼻水も鼻づまりも、咳の原因になります。

アレルギー性鼻炎でも、**アレルギー反応が起きていると、こうした症状が続きます。その結果、長引く咳が生じてしまう**のです。実際、花粉症の時期になると、咳の症状を訴えて病院を訪れる患者さんは多くなります。

ちなみに、アレルギー性鼻炎はアレルギー反応の原因物質によって、

・季節性のもの（花粉症など、特定の時期だけ起こるタイプ）
・通年性のもの（1年中アレルギー反応が起こっているタイプ。ハウスダストなど

が代表的な原因物質）
に分類されます。
症状としては、季節性のもののほうが、ひどくなりやすくなります。
通年性のものは症状が比較的穏やかなので、自分がアレルギー性鼻炎をもっているると気づいていない人も多いようです。

●「慢性副鼻腔炎」の特徴

一方、長引く咳のもう1つの原因に、「慢性副鼻腔炎」があります。
これは、ウイルスや細菌などの侵入で副鼻腔に炎症が起こる感染症の疾患です。
急性のものと、慢性化したものとがあります。
副鼻腔とは、鼻腔の周囲の骨の内部に、左右それぞれ4つずつ、合計8つある「空洞」のことです。それぞれ上顎洞《じょうがくどう》、篩骨洞《しこつ》、蝶形骨洞《ちょうけいこつ》、前頭洞《ぜんとう》という名前がついています。

副鼻腔炎になると、炎症によって副鼻腔の粘膜が腫れるほか、炎症によって生じた膿や鼻水などがこれらの空洞の中に溜ることがあります。

慢性化していると、炎症が続いているため、副鼻腔内に膿がずっと溜っているケースが多く、**「蓄膿症《ちくのうしょう》」**とも呼ばれます。

症状としては、急性のものであれ、慢性のものであれ、鼻水や鼻づまり、頭痛や頭重感などがあります。

また、慢性化すると、粘性の強いネバネバした鼻水がのどに垂れるのを感じる「後鼻漏」が生じます。

ただ、副鼻腔炎も慢性のものは症状が軽く、気づいていない場合も多くあります。後鼻漏を感じる慢性副鼻腔炎は、非常に軽傷であることが多いため、気づきにくいのです。

慢性副鼻腔炎の場合、後鼻漏が頻繁に起こり、鼻の粘膜も腫れるため、咳が長引いてしまうわけです。

●「アレルギー性鼻炎」と「慢性副鼻腔炎」の混合型

なお、患者さんの中には、アレルギー性鼻炎と副鼻腔炎の両方にかかっているケースが少なくありません。あるデータによると、副鼻腔炎の患者さんの3割くらいがアレルギー性鼻炎を合併しているとのことですが、診察していると、その割合よりも多い印象を受けます。

そして、アレルギー性鼻炎をもっていると、副鼻腔炎もなりやすくなります。

アレルギー性鼻炎ではアレルギー反応を起こす「鼻腔」は、狭い穴（自然口）で副鼻腔とつながっています。そのため、アレルギー性鼻炎で鼻腔が炎症を起こすと、

〔鼻のしくみ〕

正常

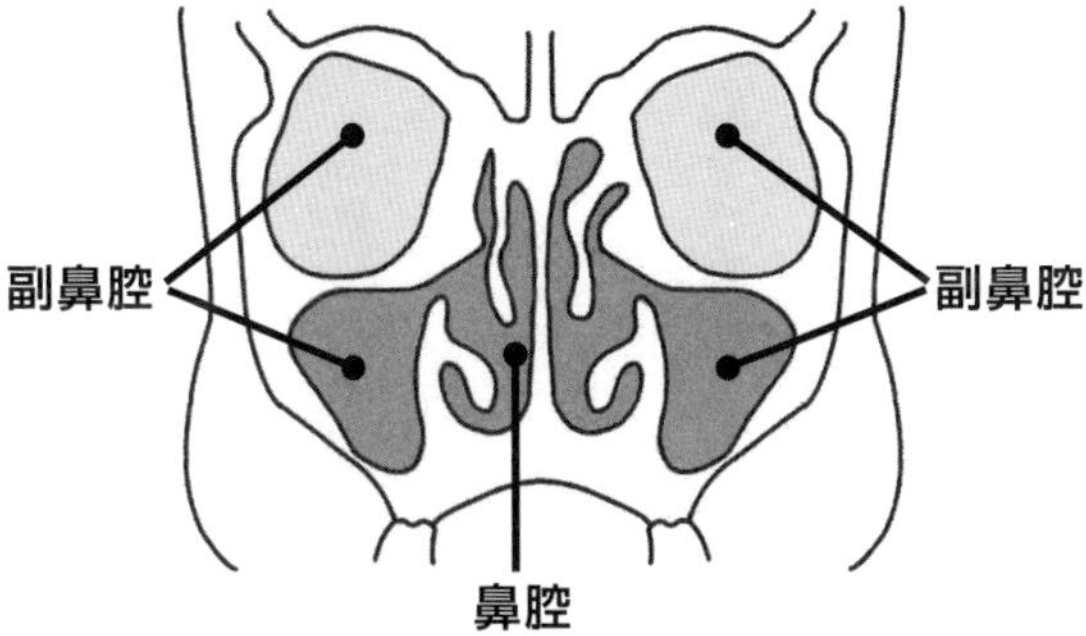

炎症を起こしているとき

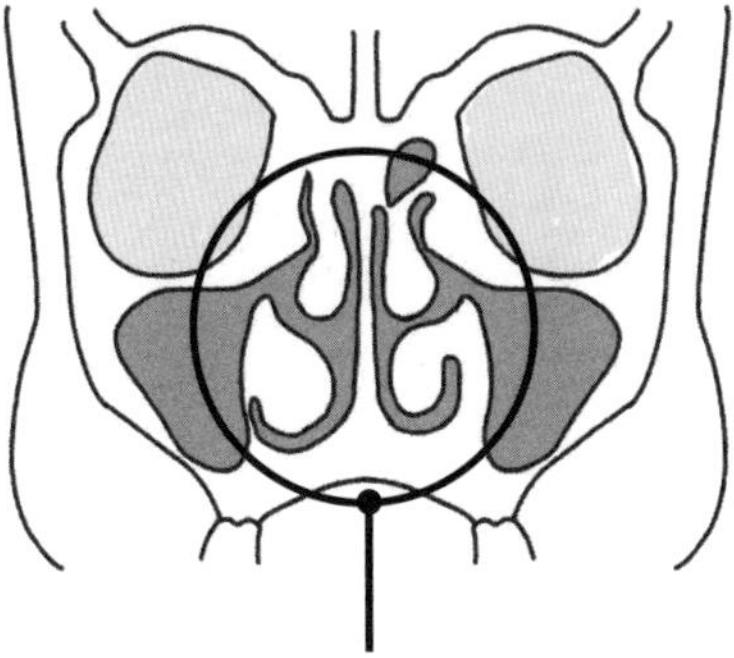
鼻の粘膜が腫れて、鼻腔がせまくなっている

粘膜が腫れて自然口が狭くなります。また、ポリープ（鼻茸《はなたけ》）によっても、ふさがれる場合もあります。

その結果、副鼻腔内部の換気が悪くなり、ウイルスや細菌等が繁殖しやすくなり、副鼻腔炎になりやすくなるのです。

また、鼻腔と副鼻腔はつながっているゆえに、場合によってはアレルギーの原因物質が自然口を通じて副鼻腔にも入り、そこでアレルギー反応を起こすこともあります。

この場合も、副鼻腔内部で炎症が起こり、膿が溜りやすくなります。

そして、アレルギー性鼻炎と副鼻腔炎の両方をもっている場合、それが原因の長引く咳を解消していくには、両方の治療が必要になるのです。

鼻は気づかないうちに悪くなっている

じつは、**鼻が原因の長引く咳は、患者さん本人は、自分がアレルギー性鼻炎や慢性副鼻腔炎をもっていることに、気づいていないケースが少なくありません。**

咳は出ているものの、鼻水や鼻づまりなどをそれほど感じることはなく、日常生活において「鼻」で困っていない人が多いのです。

とくに、通年性のアレルギー性鼻炎や慢性副鼻腔炎は、子どものころに発症しているケースが多くあります。

幼いころは鼻の穴が小さいこともあって、鼻水や鼻づまりなどの不調をしばしば感じやすくなります。

しかし、大人になるにつれて鼻の穴も大きくなり、炎症が残っていても感じづらくなりがちです。また、多少の不調があっても、ずっと続いていれば、その状態が当たり前に感じてしまいます。

そのため、たとえ鼻の疾患があったとしても、自分では気づきにくいのです。

鼻の炎症を放っておくと「ぜんそく」になる

そして、本人が日常生活でとくに困っていない場合、何かのきっかけで医療機関に行っても、「軽い鼻炎をもっていますね」くらいで終わってしまい、治療に至らないケースもあります。

しかし、呼吸器内科が専門の私からすると、**どんなに軽いアレルギー性鼻炎や慢性副鼻腔炎であっても、「治療をしたほうがいい」**と考えています。

なぜなら、そのままでは長引く咳はまったくよくならず、それどころか、放置し続けることで咳ぜんそくや気管支ぜんそく、さらには、ほかの疾患につながっていきかねないからです。

このことは、近年、さまざまな研究データによっても明らかになっています。

たとえば、気管支ぜんそくを発症している患者さんで、アレルギー性鼻炎を合併している割合は6～7割といわれています。

また、気管支ぜんそくの患者さんの慢性副鼻腔炎の合併率は、だいたい4～6割とされています。こうしたデータから、**鼻の疾患と気管支ぜんそくの合併率は、100％に近い**と思います。

実際、当院に通院されている、咳ぜんそくや気管支ぜんそくの患者さんの話を聞いても、過去にアレルギー性鼻炎や慢性副鼻腔炎と診断されたことがある人が、結構いらっしゃいます。

鼻の炎症はこうして咳を引き起こす

では、なぜ鼻が悪いと、咳ぜんそくや気管支ぜんそくになるのでしょうか。
そのメカニズムは、じつはとてもシンプルです。

本書の冒頭でお話ししたとおり、鼻からのど、気管支、肺にかけては、1本の「気道」としてつながっています。

気道とは、簡単にいえば「空気の通り道」です。鼻の穴から入った空気はこの気道を通って鼻腔から咽喉頭、気管支を経て肺へと入っていく道なのです。

そして、ひと続きでつながっているのですから、当然、鼻に生じている炎症性の

〔気道の構造〕

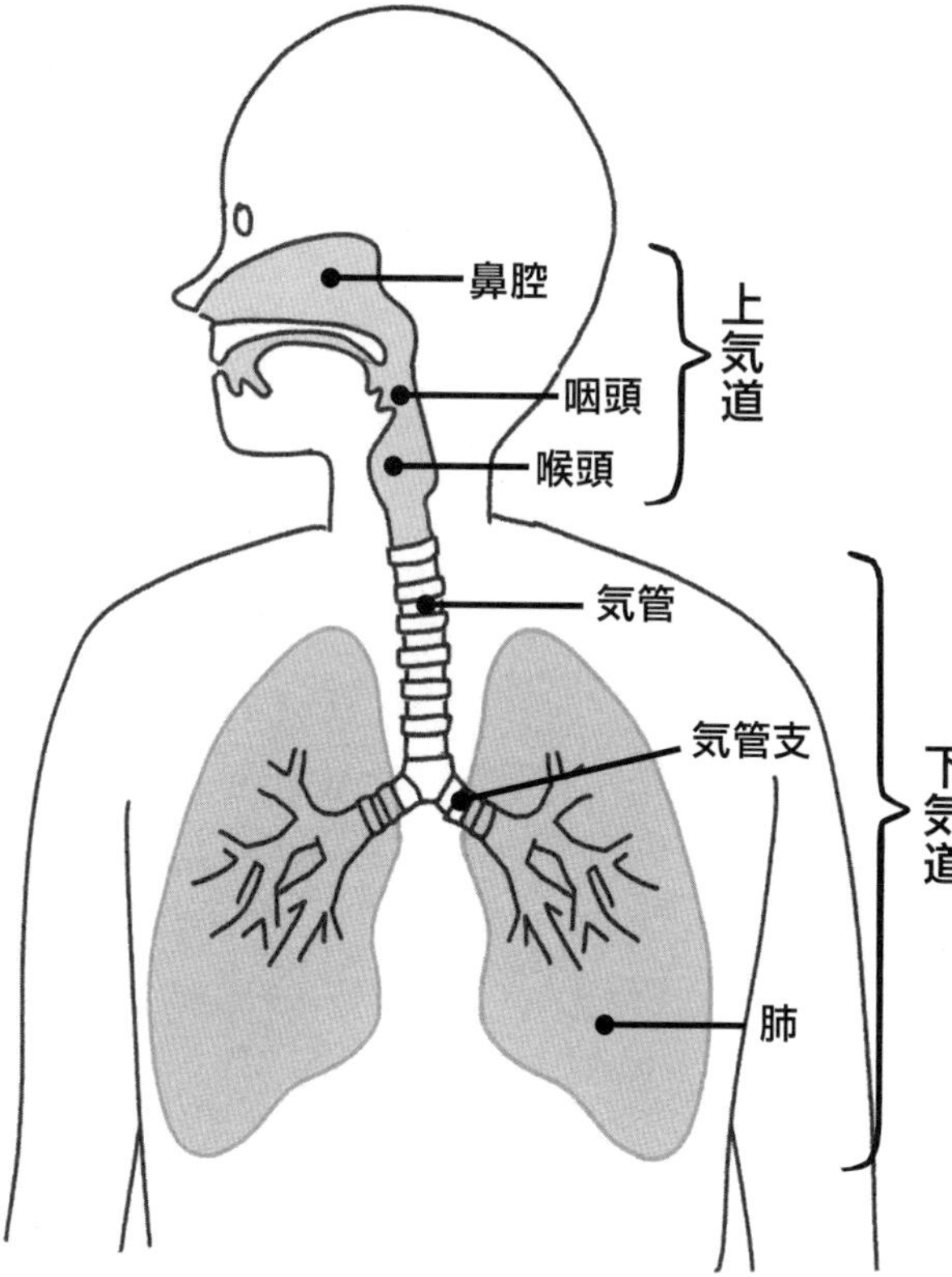

物質が、鼻からのど、のどから気管支へと流れ、気管支に影響を及ぼす可能性が高くなります。アレルギー性鼻炎も慢性副鼻腔炎も、鼻の中で炎症が起きている状態です。そのため、そこにはたくさんの炎症性の物質があります。

そうした物質を含んだ鼻水などが下の気道へと流れていくのです。

●炎症を引き起こす鼻水は気道に流れる

過去に面白い動物実験がありました。

ラットの鼻に、サラサラの生理食塩水と、ねばねばした物質のものとを流し込み、それらがどう流れていくのかを見る実験です。

すると、サラサラの生理食塩水は食道に、ネバついた物資は気道に入る、という結果になりました。

これと同じことは、人間の体でも起こっていると考えられます。

つまり、サラサラの健康な鼻水は食道へ、一方の**炎症性の物質を含むネバネバした鼻水は気道へと流れていきやすくなる**のです（なお、これは嚥下機能が低下した方にみられる、「水を飲み込むとむせ、ゼリーではむせない」というメカニズムとは異なります。炎症性のネバネバしたものが気道に流れるのは、嚥下機能が正常に働いたうえで、自然に起こっていることなのです）。

そして、のどや気管支に流れ込んだ炎症性の物質は、その後、その場所でもジワジワと炎症を起こしていきます。

気道を「川」にたとえると、川の上流で有毒物質が流されても、中流、下流となるに従い水量も増えていくので、その毒が薄まっていきます。

同じように、鼻を上流、気管支を下流とすれば、鼻で生じた炎症性の物質も、より管の面積が広くなるのどや気管支などに至ると、その濃さが薄められていきます。

ところが、「川」の上流にあたる鼻に、アレルギー性鼻炎や慢性副鼻腔炎をもっていると、頻繁にそうした鼻水が、下流であるのどや気管支に流れ込んでくるため、その部分では、くり返し炎症が起こることになります。

その結果、ジワジワと炎症が悪化し、咳ぜんそくや気管支ぜんそくへの発症につながるのです。

当院の患者さんを見ていても、鼻の疾患を放置し続けたことによって、数年、十数年、何十年とかけて気管支ぜんそくへと進行させてしまった人が少なくありません。

ジワジワと気管支の炎症が強くなるため、**年齢を経るほど、咳ぜんそくや気管支ぜんそくのリスクが高まっていきます**。

そのほかにも、鼻で生じた炎症性の物質が、鼻の粘膜を通じて血液などに吸収され、それが血流に乗って気管支などに影響を与えることもあります。

また、鼻の疾患によって、つねに鼻づまり状態となると、口呼吸がメインになります。

口呼吸の場合、鼻がもつ空気の加湿や加温、浄化の機能がないため、直接、空気がのどや気管支に入ることになります。

そのため、ウイルスや細菌、アレルギーの原因物質が入り込みやすく、炎症を生じやすくなり、咳ぜんそくや気管支ぜんそくにつながることもあります。

このように、長引く咳が続くのは、鼻の疾患を見つけるシグナルともいえます。

いつまでも咳の症状がおさまらない場合、、鼻の疾患の有無をたしかめてみることをおすすめします。

ぜんそくだけじゃない！鼻の炎症がもたらすさまざまな病気

咳ぜんそくや気管支ぜんそくの治療の一環として、鼻の炎症の治療も行うようになってから強く意識するようになったことがあります。

慢性副鼻腔炎は、放っておくと「万病のもと」になる、ということです。

「風邪は万病のもと」という言葉がありますが、私からすると、「副鼻腔炎」のほうが、はるかにその可能性が高いと思います。

アレルギー性鼻炎と慢性副鼻腔炎の合併率が約3割ということから考えると、アレルギー性鼻炎でも同じことがいえるでしょう。

●放っておくと命にかかわる「睡眠時無呼吸症候群」

副鼻腔炎をもつ人が発症しやすい病気の中で、とくに注意が必要なのが、**「睡眠《すいみん》時《じ》無《む》呼《こ》吸《きゅう》症《しょう》候《こう》群《ぐん》」**です。

この病気は、睡眠中に無呼吸やイビキをくり返し、著しく睡眠の質が低下する睡眠障害の1つです。睡眠が浅くなるため、朝起きたときに頭痛や気だるさを感じたり、日中に強い眠気を感じたりします。

こうした症状だけでもつらいのですが、睡眠中にしばしば酸欠状態になっているので、体や脳へも大きなストレスがかかります。

そのため、高血圧や糖尿病などの原因にもなりかねず、さらに不整脈や心不全、心筋症などの心疾患や、脳卒中などの脳疾患の危険性が高まることが明らかになっています。

つまり、睡眠時無呼吸症候群を放っておくと、命にかかわる病気になるリスクがあるのです。逆に、治療をすることで突然死のリスクを減らせることも、さまざまな研究により明らかになっています。実際、かつては、睡眠時無呼吸症候群は呼吸器科、耳鼻咽喉科が検査・治療を行っていましたが、近年は循環器科が検査・治療を行うことが多くなってきています。

発症原因としては、肥満が広く知られており、睡眠時の「口呼吸」がイビキや無呼吸を引き起こしやすくなることが近年、指摘されています。

しかし、東洋人は欧米人よりも顎の骨格が小さいため、太っていなくても口呼吸になる人が多いといわれています。

鼻の疾患をもっていると、鼻が詰まっているなどの理由で、口呼吸になりがちです。つまり、鼻の疾患をもっていることも、睡眠時無呼吸症候群を発症するリスクをぐっと高めるのです。

〔鼻の炎症で引き起こされる病気・症状〕

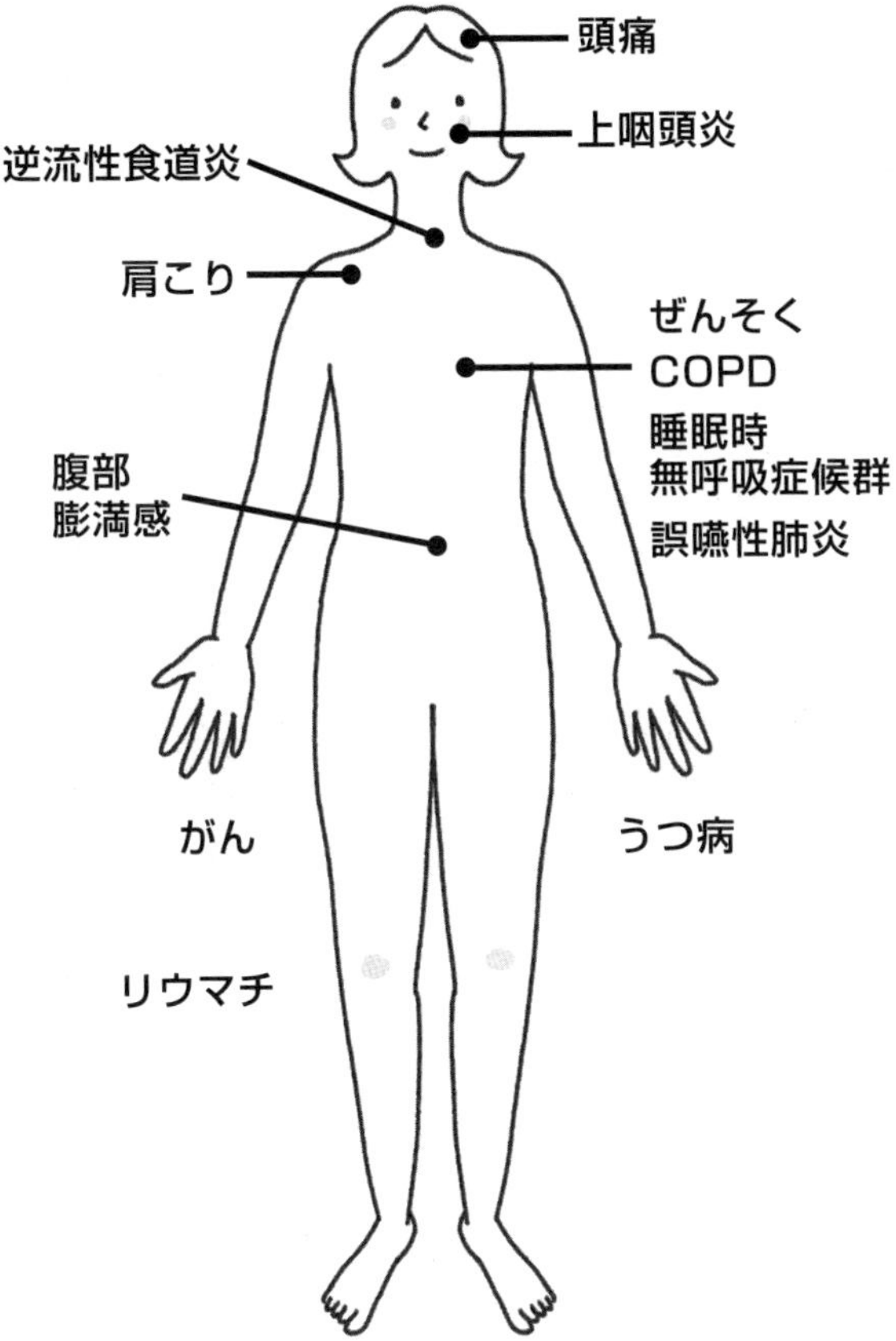

●「副鼻腔炎」をもつ喫煙者はCOPDになりやすい

また、副鼻腔炎をもっている人は、**「慢性閉塞性肺疾患《まんせいへいそくせいはいしっかん》（以下、COPD）」**にもなりやすいといわれています。COPDは、慢性的に肺に炎症が起こることで徐々に呼吸機能が低下し、進行すると呼吸困難になる疾患です。

当院を受診されているCOPDの患者さんの鼻を調べると、副鼻腔炎をもっているケースは結構あります。

ちょっとした動作で息切れしたり、咳や痰がしつこく続いたりなどが主な症状ですが、日本人男性の死因の8位（2017年・厚生労働省データ）に入るなど、進行すると死につながることもあります。

「タバコ病」とも呼ばれ、タバコの煙に含まれる有害物質等が気管支などの気道にある線毛を壊してしまうことが、発症の大きな要因です。

線毛は呼吸によって入ってきた外敵を追い払う、いわば気道の「お掃除係」の役割を担っています。そのため、タバコの煙によって線毛が徐々に壊されていくと、その浄化作用も低下します。その結果、気管支や肺において炎症が起こりやすくなってしまい、その状態が長期に渡って続くことで、動くと息切れがするなどCOPDの症状が出てくるようになるのです。

COPDを発症する人の9割以上が喫煙者とされ、喫煙者では約2割の人がCOPDを発症するといわれています。

治療においては、まず禁煙が必要です。タバコを止めることで、3カ月もすれば線毛はもとの機能を回復するといわれ、治療の効果も出やすくなります。実際に、禁煙をすると、たった数カ月で痰がらみが消えてなくなることがあります。

一方で、一般的に、鼻の自覚症状がまったくない**「隠れ副鼻腔炎」**の人が2割程度いるというデータもあります（これは喫煙者でCOPDを発症する割合と一致します）。

実際に、COPDの患者さんにCT検査をすると、副鼻腔炎を合併している方が少なくありません。COPDの主な発症原因は喫煙ですが、喫煙者の発症率が2割ということは、残りの8割はCOPDを発症していないことになります。

つまり、喫煙習慣があり、かつ副鼻腔炎をもっている人が、COPDになるのではないかと私は考えています。

●呼吸困難や血痰を引き起こす場合も

さらに、次の2つの病気は、副鼻腔炎と合併しているケースが多いことで知られています。ともに、痰や咳を主な症状とし、進行すると呼吸困難をともないます。

・気管支拡張症（気道が炎症をくり返すことで気管支が弱くなり、その壁が壊されることで起こる病気）
・びまん性汎細気管支炎《せいはんさいきかんしえん》（肺胞につながる細気管支を中心に、慢性的な炎症が起こる病気）

どちらも気道の炎症によって引き起こされる病気ですから、一続きでつながっている副鼻腔で炎症が起これば、それがジワジワと気道内で広がっていき、こうした病気が起こることも当然あり得ます。

とくに、**気管支拡張症は最も血痰の原因になりやすい病気**で、ひどい場合、出血の原因となっている血管をふさがないと、止められない場合もあります。

●「副鼻腔炎」をもつ人は「上咽頭炎」にもなっている

昨今、万病のもととして注目されている**「上咽頭炎《じょういんとうえん》」**も、副鼻腔炎との関連が強いといえます。

「上咽頭」は鼻の最奥部にあり、そこに炎症が起きるのが**「慢性上咽頭炎」**です。

現在、当院では、ぜんそく治療の1つとして、**「Bスポット療法」**（86ページでくわしく解説します）という、上咽頭炎を鎮める治療を行っています。

この治療で痛感するのが、慢性上咽頭炎の患者さんの多くが、慢性副鼻腔炎を併発している、ということです。当院でのCTの結果でも、その割合は100%です。

とくに、耳鼻咽喉科では治療対象とされない軽症の患者さんが多く、中には耳鼻咽喉科で「まったく問題ない」といわれていることも少なくありません。

慢性副鼻腔炎による炎症性の物質を含んだ鼻水などが、のどへと流れ落ちるとき

〔寝ているとき〕

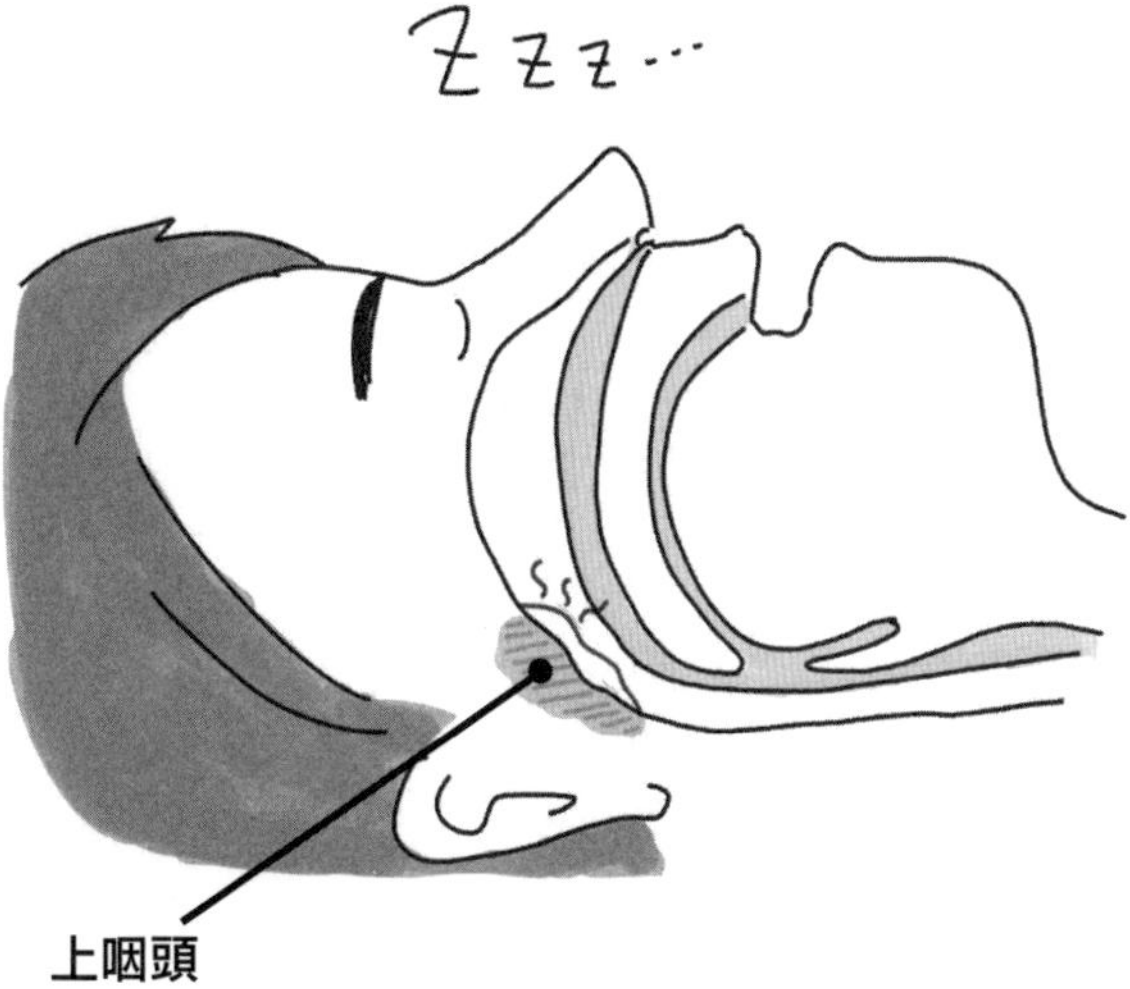

に上咽頭を通り過ぎます。

つまり、上咽頭は炎症性の物質に、つねにさらされている状態なわけです。

となると、当然のことながら、そこでも炎症が起こりやすくなります。

また、寝ているときは、上咽頭の部分に炎症性の物質がとどまりやすい体勢になってしまいます。

鼻の治療を始めなければ、炎症性の物質が長くとどまり、炎症が慢性化していくことが考えられます。

上咽頭炎の主な発症原因は、風邪で急性上咽頭炎になったあと、疲労やストレスなどで免疫力が下がり風邪が長引くことです。それ以外にも、こうした副鼻腔炎も大きく影響しているのではないかと私は考えています。

実際に、Bスポット療法でなかなか出血が治まらない方には、副鼻腔炎治療を追加すると出血が早く落ち着く傾向があります。

第2章

長引く「つらい咳」を治すさまざまな方法

治りづらいのは、「ピントのズレた治療」のせいかも

第2章では、長引くつらい咳を引き起こす原因となっている疾患のうち、咳ぜんそく、アレルギー性鼻炎、慢性副鼻腔炎について、現在、医療機関で行われている治療を解説していきます。

第1章でもお話ししましたが、さまざまな検査をしても原因が特定できない長引く咳の場合、「咳ぜんそく」と診断されるケースが少なくありません。

ところが、その咳が「鼻の疾患」からきているとなると、「咳ぜんそく」の治療だけをいくらしても、その咳はおさまりません。

一方、アレルギー性鼻炎や副鼻腔炎は、咳ぜんそくへと進行していくことが少なくありません。

そして、咳ぜんそくにまで進行してしまうと、今度はもともとの原因である鼻の治療をいくらしても、咳はおさまらない、といったことが起こります。その場合は、咳ぜんそくの治療をすることで、ようやく咳をおさめていくことができます。

つまり、今の**「長引く咳」が、どの段階で生じている咳なのかをきちんと見極めないと、ピントのズレた治療となる**のです。そうなると、「治療を続けているのに、まったく咳がおさまらない」状態になってしまいます。

これについては、私自身、恥ずかしい経験があります。

咳ぜんそくや気管支ぜんそくと、鼻の疾患の関連を強く意識し始めたころ、「鼻を治せば、咳は治るんだ！」という思いが強くなり、長引く咳で困っている患者さんに対して、咳ぜんそくの治療用の薬をかたくなに処方しなかった時期がありました。

ところが、鼻を治療しても、まったく咳がおさまらない方がいたのです。

その状況に、私も「おかしいな……。なぜだろう」と思っていたのですが、あるとき、当院の別の医師がその患者さんに、咳ぜんそくの治療用の吸入薬を処方したところ、咳が劇的に良くなったのです。

それを見て、自分の考えにこだわりすぎたことを大いに反省するとともに、咳ぜんそくの状態にまで進行している場合、いくら鼻の治療をしても咳の症状はよくならないことに気づかされました。

さらに、この経験が後に、「鼻から気管支に炎症が拡がる」という気づきにも結びついていきました。

●咳の原因の見極めポイント

原因の特定できない長引く咳の治療においては、咳ぜんそくによるものか、鼻の疾患が原因なのかの見極めが重要になります。

その場合の見極めポイントは、**「咳が続いている期間」**です。

私が治療での目安としているのは、基本的には**「3週間」**です（ただし、何らかのアレルギーをもっている人の場合は1週間）。

具体的には、咳が始まって3週間（あるいは、1週間）以上たっているならば、咳ぜんそくにまで至っている可能性が高く、この場合は、咳ぜんそくの治療でないと咳がおさまらない可能性が高いといえます。

そして、さらに重要なのが、鼻の疾患が原因の咳ぜんそくの場合、**咳ぜんそくの**

治療で咳が止まっても、そこで治療をやめると、長引く咳は再発する可能性が高い、ということです。

なぜなら、そもそも原因である鼻の疾患がまだ残っているからです。鼻の疾患もしっかり治していかないと、また同じことが起きる可能性があるのです。

ですから私は、長引く咳で困っている患者さんのみならず、咳ぜんそくや気管支ぜんそくの患者さんなどを治療する際にも、鼻からの原因も探る意識をもつようにしています。

そして、鼻の疾患がある患者さんには、**ぜんそくの治療を行いながら、並行して鼻の疾患をしていくこともおすすめしています。**

鼻の治療も並行して行うことで、ぜんそくの治りも早めることができますし、その再発を予防することができます。

たとえ再発した場合でも、症状がひどくなったり、長引いたりというのを避けることができるのです。

〔長引く咳のメカニズム〕

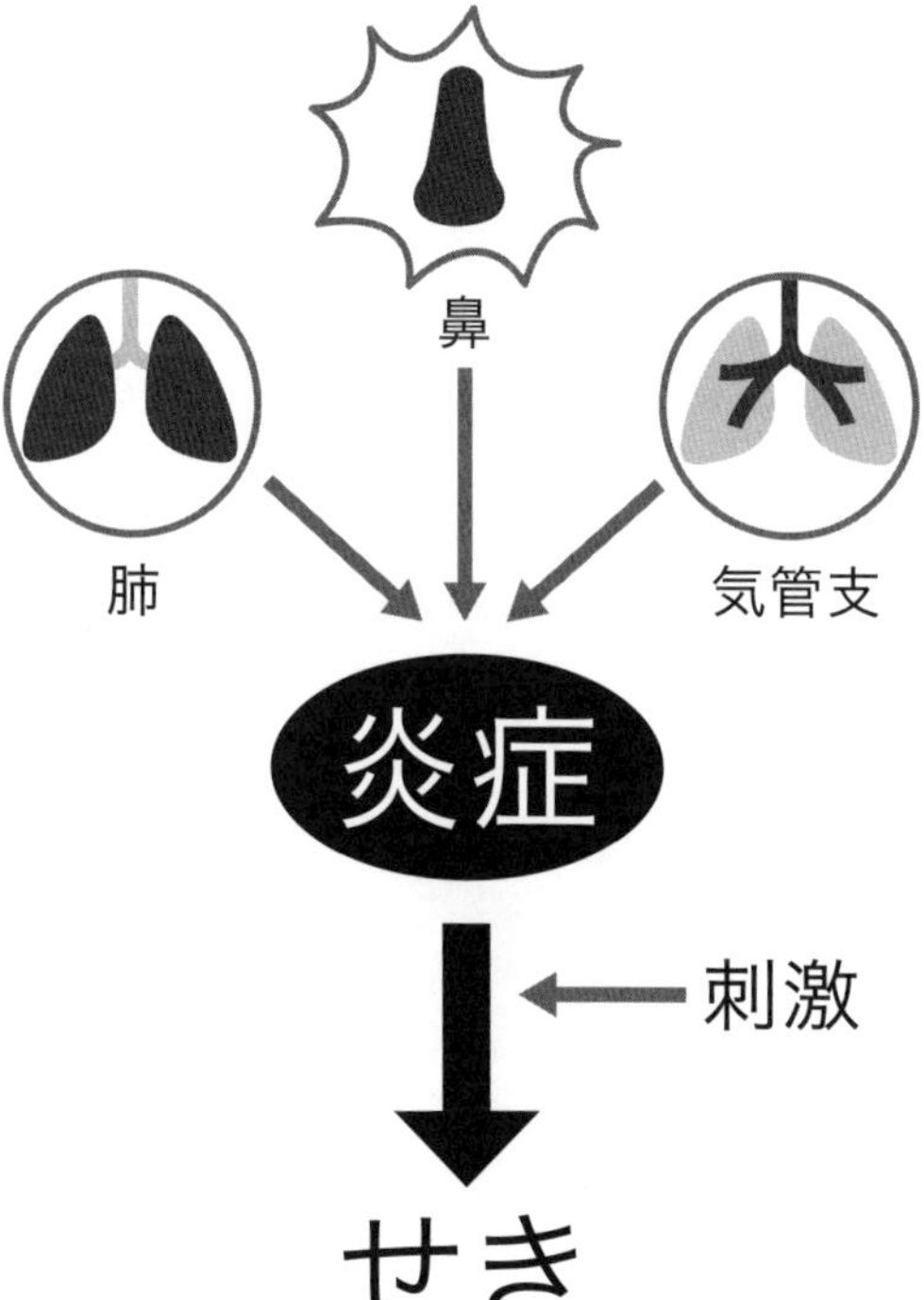

実際によくあるケースとして、咳の症状がでるたびに、ぜんそくの治療薬である吸入薬を使い、良くなると治療をやめる、ということをくり返している方がいます。

この場合、あるときから吸入薬がまったく効かなくなる、ということが起こりやすくなります。

そうなると、気をつけなければ、**「重症ぜんそく」**になったと判断され、強い薬ばかり処方されることにつながりかねません。

一方、こうした患者さんに鼻の治療を行っていくと、咳の症状がすっかりよくなるということも多いのです。

長引く「つらい咳」は完治する？

「治療によって、この咳は完治するのでしょうか？」という質問を、患者さんからしばしば受けます。みなさんにとっても、もっとも気になることでしょう。

咳がおさまるには、結局のところ、その原因となっている病気が完治することが肝心です。鼻や気管支などに炎症が多少でも残ってしまえば、再発の可能性が高くなるからです。

まず、**咳ぜんそくや気管支ぜんそくは、基本的には治る病気**です。つまり、治療をすることで、気道の炎症を鎮め、咳や痰、息苦しさ、喘鳴《ぜんめい》などの症状が出ない状態に戻すことはできます。

ただし、それは、「できるだけ早く治療をスタートすれば」です。

咳ぜんそくも気管支ぜんそくも、治療が早ければ早いほど完治する確率が高くなります。


逆に、そのまま放置する時間が長ければ長いほど、治りにくくなります。場合によっては「年」単位の治療を覚悟する必要があります。

とくに、注意が必要なのが、気管支の炎症を長い間放っておいたことによって、気道が**「リモデリング」**という状態になった場合です。

リモデリングとは、炎症がくり返されることで、気管支の壁が次第に厚くなり、そのぶん、気道が狭くなった状態で固まることです。

こうなると、ぜんそくの症状がますます出やすくなり、その結果、さらにリモデリングを進行させる、という悪循環に陥ります。

〔気管支の状態〕

正常な気管支

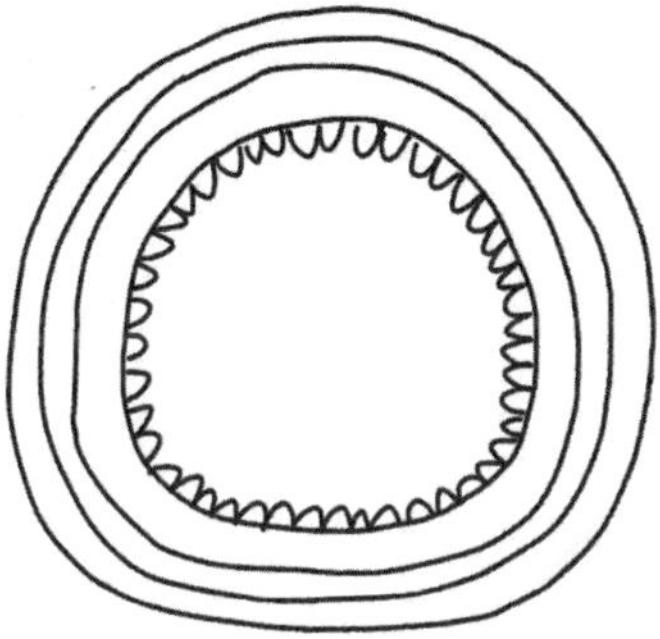

リモデリングした気管支

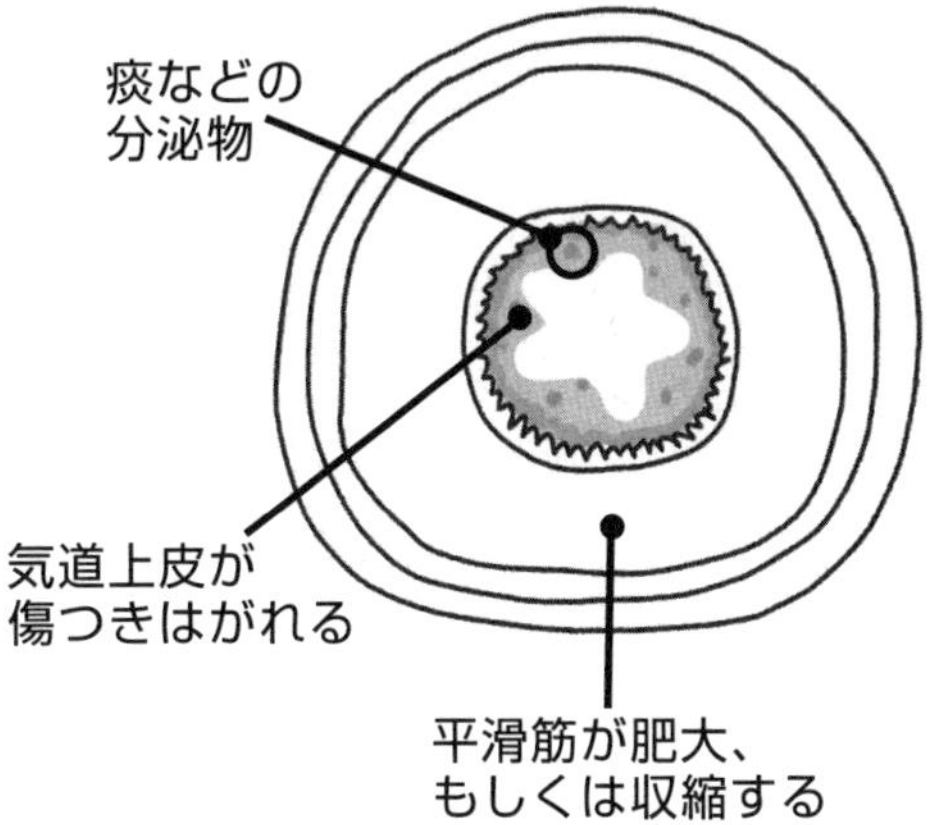

なので、気管支ぜんそくを治すには、**リモデリングが起きる前に治療をスタートさせることが重要**なのです。

また、慢性副鼻腔炎においても、完治するのが厳しい患者さんもおられます。治療を続けても、副鼻腔にくすぶる細菌を完全に取りきるのは難しいからです。また、炎症をくり返すことで、副鼻腔内部が気管支ぜんそくのリモデリングのような状態になることもあります。

ですが、時間をかけて治療をすることで、状態をよくしていくことはできます。私の感覚では、これも年単位です。副鼻腔炎の治療はそれくらい長丁場になるのです。

それでも、治療を始めると、鼻づまりや鼻水、後鼻漏、さらには長引く咳といった副鼻腔炎の症状そのものは、意外と短期間でよくなります。治療を続けるうちに、そうした症状が再発しにくくなるのです。

●「アレルギー性鼻炎」はアレルゲン次第で一生ものに

一方、アレルギー性鼻炎の場合は、アレルギーの原因物質によって、治りやすいものと、治りにくいものとがあります。

その人にとってのアレルギーの原因物質が、身のまわりにあればあるほど、アレルギー反応が起こるリスクは高くなります。

たとえば、季節性のアレルギー性鼻炎の1つに**花粉症**があります。

この場合、アレルゲンとなる花粉が飛散するシーズンが終われば、花粉症の症状は治まります。そうした花粉が飛散しない地域に住めば、アレルギー反応とは無縁でいられます。

また、あとでお話ししますが、アレルギー体質を改善し、アレルギー性鼻炎を根本的に治していく治療（減感作療法《げんかんさりょうほう》）によっても、花粉症の場合、完治率が高いといわれています（減感作療法の完治率は、7割というデータもあります）。

ところが、通年性のアレルギー性鼻炎でもっとも多い、ダニやホコリなどの**ハウスダスト**がアレルゲンの場合、治しきるのは難しく、一生もののアレルギー性鼻炎となる方もいます。

身のまわりからハウスダストがゼロになることはないため、つねにアレルゲンにさらされざるを得ないからです。

ハウスダストに対するアレルギー体質を改善するための治療を行った場合でも、花粉症ほど完治率が期待できないのが現状です。

さらに、ハウスダストによるアレルギー性鼻炎の場合、その症状が穏やかなため、自覚していないケースも多々あります。海外の研究でも、症状がなくても鼻粘膜に多くの炎症細胞があることが確認されています。

そのため、アレルギー性鼻炎と診断されても、本人が治療に積極的になりにくいことが多いのです。

ぜんそくと同じく、治療のスタートが遅くなればなるほど、治りも遅くなりがちです。

いずれの疾患にしても、咳の症状が気になったときには、できるだけ速やかに医療機関を受診することをおすすめします。

次項からは、それぞれの疾患について、現在行われている主な治療方法について見ていくことにしましょう。

「咳ぜんそく」治療の基本となる2つの薬

まず、咳ぜんそくの治療から見ていくことにしましょう。

現在、咳ぜんそくの治療法として広く一般的に行われているのは、「薬」による治療です。具体的には、**「気管支拡張薬」**や**「吸入ステロイド」**が主に用いられます。

気管支拡張薬とは、その名のとおり、気管支を拡張させて、空気の通りをよくする薬です。吸入ステロイドは、気管支の炎症を抑える効果のある薬です。

咳ぜんそくでは、気管支に慢性的な炎症が生じることで、ちょっとした刺激にも敏感に反応するようになり、その結果、気管支にある筋肉の「平滑筋《へいかつきん》」が過剰に収縮します。それが長引く咳の症状になるのです。

治療では、気管支拡張薬で気管支の平滑筋をゆるめて気管支を拡張し、吸入ステロイドで気管支に起きている炎症を鎮めていきます。最近は、両者を1つにした吸入薬もあり、医療機関によってはそちらを処方するのが一般的です。

これらの治療薬の効果は非常に高く、咳ぜんそくの患者さんの多くは、処方後**1〜2週間**で長引く咳の症状がだいぶ改善されます。

ただ、中には、鼻の疾患が原因ではなく、明らかに気管支の炎症により咳が長引いているにもかかわらず、これらの薬が効かない患者さんも、少数でありますが、存在します。

この場合、迷走神経が何らかの刺激に対して反射を起こし、その結果、気管支が収縮して咳が起こっていることが考えられます。

そこで、その反射を抑える薬として「抗コリン薬」を用いると、ピタッと咳がおさまることが少なくありません（抗コリン薬は、気管支拡張薬の一種です。迷走神経にくっつきその反射を促進する、アセチルコリンという神経伝達物質をブロックすることで、迷走神経の反射を抑え、咳を起こしにくくする効果があります）。

なお、薬を続けることで長引く咳がおさまったからといって、そこで勝手に治療を止めてしまってはいけません。咳ぜんそくは完治したわけではないからです。そして、完治してない状態で治療をやめると、再発する可能性があるので、医師の判断に従って、**3カ月〜1年くらいは薬物療法を続ける必要があります**。

●吸入ステロイド薬は使い続けて大丈夫？

ちなみに、患者さんによっては、「ステロイド」の副作用を心配される人がいます。

注射や飲み薬は「全身投与」になるため、全身に吸収され、しかも一度の投与でも長く体に残りやすく、さまざまな副作用を起こす危険性があります。

ですが、咳ぜんそくで用いるステロイド薬は吸入薬で、「局所投与」です。

この場合、その影響は局所に限定されるので、基本的には副作用の心配をする必要はありません。妊娠している方のぜんそく治療でも、問題なく使用されています。

ただ、COPDの患者さんの場合、吸入ステロイドを使った治療は肺炎のリスクを高めます。

また、非結核性抗酸菌症の治療では、症状がますます悪化させる危険性もあります。というのも、ステロイド薬には体の免疫力を抑制する作用があるからです。

その意味でも、きちんと見極めることが重要になるのです。

高い効果がある！「Bスポット療法」

咳ぜんそく（気管支ぜんそくも含む）は、前項でご紹介した一般的な薬物治療のほか、いくつかの特殊な治療法があります。それぞれかなりの効果が期待できるとして、さまざまな医療機関で積極的に取り入れられています。

ここからは、いくつか紹介していきましょう。

まず、私がすすめている治療法の1つに**「Bスポット療法」（保険適応）**があります。

これは、鼻の最奥部にある上咽頭を、塩化亜鉛を染み込ませた綿棒をのどと鼻から入れてこすり、上咽頭にある炎症性の物質を取り除く治療法です。

これは本来、上咽頭炎を治療するものなのですが、咳ぜんそくや気管支ぜんそく、アレルギー性鼻炎、副鼻腔炎の症状をやわらげる効果もあります。


上咽頭は、鼻から吸い込んだ空気が、のどや気管支などの下気道に流れる入口になる場所です。そのため、外部からのウイルスや細菌を撃退する役割を担うリンパ球などが数多く存在し、つねに外部からの侵入者と闘っています。

上咽頭はつねにウイルスや細菌の侵入にさらされているため、炎症が起こりやすい場所でもあるのです。

●鼻の炎症が全身の免疫力を下げる

そして、上咽頭の炎症は、その周辺の鼻や耳、のどの痛みなどのほか、咳ぜんそくやＩｇＡ腎症などの疾患、痰、咳、鼻づまり、後鼻漏、さらには頭痛、首・肩のコリ、めまい、耳鳴り、慢性疲労、しびれ、関節痛など、さまざまな体の不調の原因となるといわれています。

近年の研究では、上咽頭炎が一部の**自己免疫疾患**（体を守る免疫システムが正常に機能しなくなり、自らの体を攻撃することで起こる病気の総称）の原因にもなっていることも明らかになってきています。

副鼻腔炎から発生した炎症性の物質は、上咽頭にも炎症につながるだけではなく、体の弱いところで発生している炎症を悪化させ、**動脈硬化**、**がん**、**リウマチ**、**膠原病**《こうげんびょう》なども引き起こすのです。

咳に関係する疾患としては、逆流性食道炎もあります。最近は内視鏡で見つからない逆流性食道炎もあり、これらも炎症性物質が関係していることがわかりました。

このほかにも、うつ病も慢性炎症がかかわっていることが近年注目されており、副鼻腔炎や上咽頭炎の慢性炎症が、全身のさまざまな不調に影響をおよぼすことが、明らかになってきているのです。

Bスポット療法は、これらの不調や疾患の原因となっている炎症を取り除き、上咽頭周辺の粘膜をきれいにしていきます。

また、この治療の炎症を鎮める効果は、炎症性の物質を取り除くだけではなく、上咽頭の周辺に集中する迷走神経を刺激することによっても生じます。**迷走神経は副交感神経に属し、その副交感神経は炎症を抑える働きをする**からです（逆に、同じく自律神経に属する交感神経には、炎症を活性化させる働きがあります）。

Bスポット療法を開発した堀口申作先生は、どんな病気にも効くとおっしゃっていたといいますが、私の経験からもその効果を実感しています。

●のどの不快感や腫瘍があっという間に消えた！

当院でも患者さんから、咳に限らず、Bスポット療法の効果を実感する声がかなり寄せられています。

重度の副鼻腔炎をもっていた患者さんは、劇的に症状が改善しました。

その人はそれまで、副鼻腔炎の手術も耳鼻科で何回も受けていましたが、痰のからみやネバネバの後鼻漏の症状がなかなか解消せず、当院に来院しBスポット療法を受けることになりました。

すると、治療をした瞬間から、これまでのネバネバの鼻水ではなく、サラサラとした鼻水がスーッと流れ出てきたのです。

これには患者さんも、そして治療している私もビックリでした。その後、この患

〔Bスポット療法〕

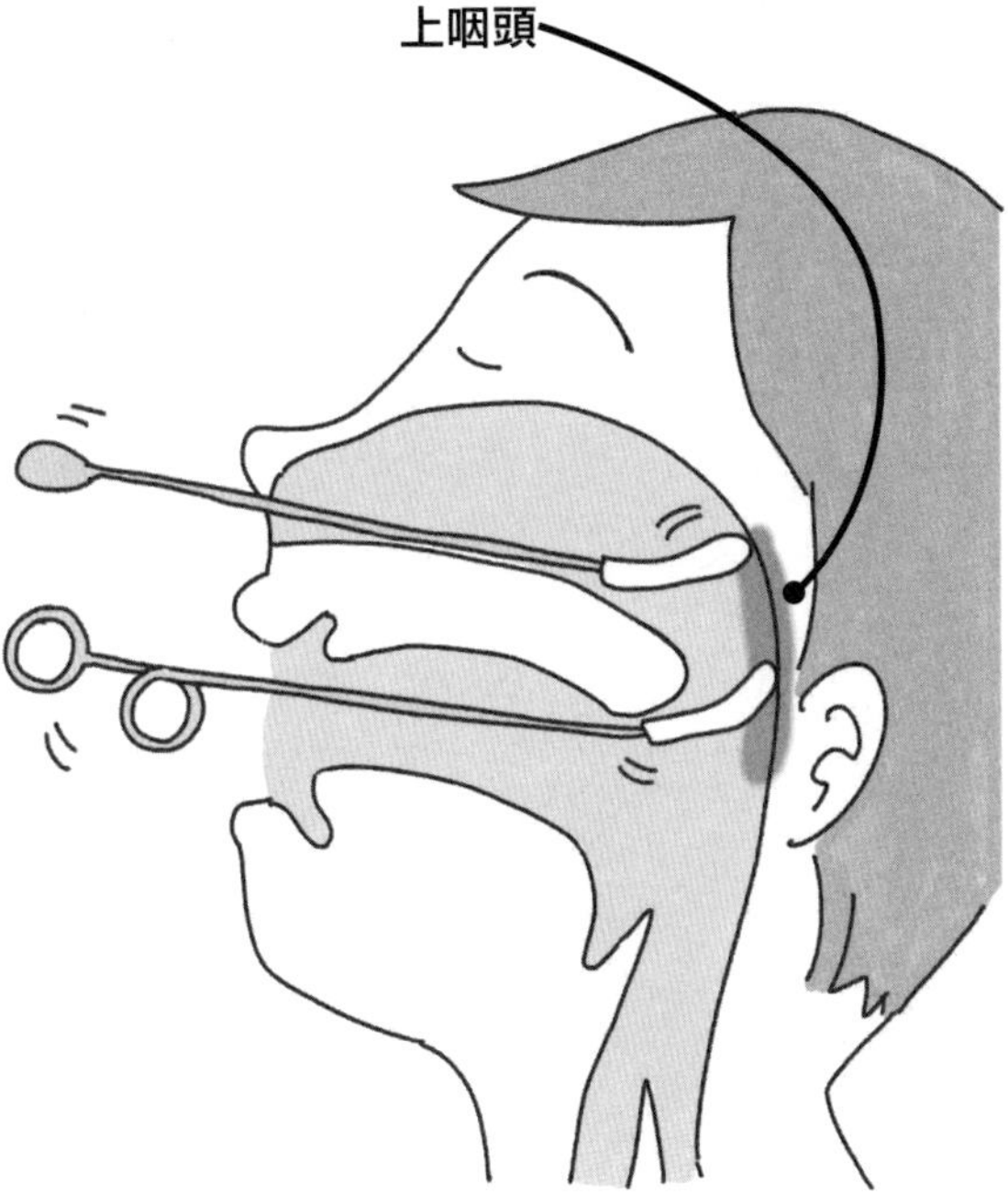

者さんは、「楽になりました！」と帰られました。
ただし、1回の治療では後鼻漏を完全に治しきることはできないので、その後も後鼻漏を強く感じたらBスポット療法を受ける、というのをくり返していらっしゃいました。その結果、だんだんと後鼻漏の症状そのものが軽くなりました。

また、花粉症などのアレルギー性鼻炎や副鼻腔炎をもつ患者さんの場合、多くが鼻腔内の粘膜が腫れています。その場合はBスポット療法によってそれらが解消しやすくなります。鼻通りがよくなるなどして、「呼吸が楽になった」という感想をしばしばいただきます。

これは、上咽頭の炎症が取り除かれることで、鼻やのど、気管支でも起こっている炎症による粘膜の腫れが退いていき、長引く咳の原因となる迷走神経の刺激が起こりにくくなるからだと考えられます。また、治療によって自律神経のバランスが整うことも、咳がおさまる要因の1つとして考えられます。

さらに、ある悪性の縦隔腫瘍《じゅうかくしゅよう》（胸腔で左右の肺にはさまれた部分に発生した腫瘍）をかかえた患者さんは、手術までの間、Ｂスポット療法のみの治療だったにもかかわらず、腫瘍が８センチから３センチに縮小した、ということがありました。

●Ｂスポット療法の注意点

一見、夢のような治療法ですが、デメリットもあります。

鼻の穴とのどから細い棒を入れるため、少々痛みをともなうことです。炎症の状態によっては出血をともなうこともあります。

そして、１回の治療で、炎症のすべてを取り除けるわけではありません。そのため、上咽頭の粘膜の炎症をきれいに取り除くには、**３〜６カ月の間、週１回くらいのペースで行う**必要があります。

ですが、当院の患者さんたちにうかがうと、炎症がとれていくと、最初ほど痛みを感じなくなるといいます。また、出血もなくなっていきます。

痛み以上に、症状を改善・解消する効果が高いので、少なからずの患者さんが週に1回ほど、定期的に通われています。

Bスポット療法を受診できる医療機関については、『つらい不調が続いたら慢性上咽頭炎を治しなさい』（あさ出版）特設ページ（http://special.asa21.com/special/eat/）に最新情報が掲載されています。

ページ内下部にある、「慢性上咽頭炎治療医療機関一覧」からお住まいの都道府県をクリックして、ご確認ください。スマートフォンで、次のページのQRコードを読み取り、アクセスすることもできます。

なお、Bスポット療法は、手術等で鼻の中をレーザーで焼いた直後は受けられません。

また、鼻腔を左右に分ける鼻中隔《びちゅうかく》が極端に曲がっている人や、咽頭反射（のどの奥に指を突っ込んだときに、オエッとなる反射）が強すぎて、ちょっとした刺激でも吐き気をもよおす人などは難しいといえます。食直後に行うと嘔吐する場合もあるので、できれば空腹時のほうが好ましいでしょう。

鼻の炎症を治す以外の、さまざまな咳の治療法

また、Bスポット療法のほかにも、咳を治療する方法にはさまざまなものがあります。

ここでは主に、注射による治療法をご紹介します。

①ヒスタグロビン注射（保険適応）

体質改善として、花粉症によるアレルギー性鼻炎の治療でしばしば用いられる**「ヒスタグロビン注射」**も、ぜんそく（気管支と咳）に効果があるといわれています。

ヒスタグロビン注射には、アレルギー反応の際に放出されるヒスタミンへの抗体をつくり、その放出を抑える効果があります。その結果、くしゃみや鼻水、鼻づまりなどの症状をやわらげることができます。

ぜんそくの治療に用いる場合は、**週1〜2回**のペースで**6回**注射したあとは、**3〜4カ月**に**1回**のペースで注射を続けることになります（花粉のシーズンの前に、週1回ペースで、4〜6回注射するのが一般的です）。

●②金コロイド療法（自由診療）

また、人体の免疫力を高めて治す方法には、**「金コロイド療法」**があります。

これは、当院の初代理事長である私の祖父、杉原仁彦が始め、世界的に広めた治療法です。

当時、金を材料とする金製剤は結核治療に用いられていましたが、祖父は重症ぜんそくをもつ結核患者さんに投与すると効果があることに目をつけ、気管支ぜんそくにも用いるようになりました。

金製剤は気管支ぜんそくに有効で、当院のこれまでのデータを見ても、完治率は約5割、有効率は9割近くになっています。高い効果が期待できるのですが、**1～1年半**の間、**毎週注射を受ける必要がある**点で、ややハードルが高い治療といえるかもしれません。

ただ、興味をもたれる患者さんには、おすすめしています。

●③プラセンタ注射（自由診療）

美容目的の注射として知られる**「プラセンタ注射」**も、じつは咳ぜんそくや気管支ぜんそく、アレルギー性鼻炎などの、アレルギー疾患の治療にとても効果があります。

プラセンタとは胎盤のことで、注射には人間の胎盤から抽出したエキス（プラセンタエキス）を用います。

気管支ぜんそくの通常の治療と並行してプラセンタ注射を受けることで、症状が改善し、処方される薬の量が減っていったり、肺機能がよくなったりという報告をしばしば聞きます。

鼻に疾患のある患者さんで、美容目的でプラセンタ注射を定期的に受けられている方から、「今年の花粉症が楽になった」という感想を聞いたこともあります。「胎盤埋没療法《たいばんまいぼつりょうほう》」という、皮膚を切ってそこに胎盤を埋め込む方法が、古くから気管支ぜんそくの治療に用いられており、その効果は知られていました。

なお、この治療を受けた方には、献血をしないようにお伝えしています。これはヒトの胎盤が原料となっているため、未知のウイルスが存在した場合のことを考えて100％大丈夫という証明ができない、という理由からです。

薬害エイズや薬害肝炎などが以前から問題になっていますが、これらは治療に使った製剤が非加熱だったことが原因です。この治療で用いるプラセンタは製造過程で熱処理をしているため、問題はないと考えています。

やっかいな「アレルギー性鼻炎」の治療法

次に、鼻の疾患である、アレルギー性鼻炎の治療について、さらにくわしく見ていきましょう。

アレルギー性鼻炎の治療法には、大きくわけて

①薬物療法（飲み薬や点鼻薬を使う方法）
②減感作療法（アレルギーの原因物質を、少しずつ体に投与し慣らす方法）

の2つがあります。

ここでは、1つ目の「薬物療法」について見ていきます。

●薬物療法での代表的な2つの薬

薬物療法では、花粉症などの季節性であれ、年間を通じて鼻炎が続く通年性のものであれ、

・抗アレルギー薬（抗ヒスタミン薬、抗ロイコトリエン薬、Ｔｈ2サイトカイン阻害薬、トロンボキサンＡ２阻害薬など）
・鼻噴霧《はなふんむ》用《よう》ステロイド薬

などが用いられるのが一般的です。

「抗アレルギー薬」は、アレルギー反応が起こる際に放出されるヒスタミンやロイ

コトリエンといった、化学伝達物質の作用をブロックする働きがあります。

それにより、鼻の粘膜の炎症を鎮め、くしゃみや鼻水、鼻づまりなどの症状を抑えてくれる効果があります。

抗ヒスタミン薬の場合は、服用するとだいたいすぐに症状の改善が見られます。それ以外の薬でも、だいたい**1~2週間**くらい飲み続けると、多くの患者さんで効果を感じておられるようです。


ただし、あくまでも**症状が改善するだけであり、これらの薬によってアレルギー性鼻炎が完治するわけではありません**。

なお、抗ヒスタミン薬には、強い眠気や集中力の低下、のどの渇きがひどくなるといった副作用がありますが、最近は、以前ほど眠気をもよおさない薬も登場しています。

一方、点鼻薬の「鼻噴霧用ステロイド薬」には、鼻づまりを解消する効果があります。ただ、効果が出るまでに多少の時間がかかります。

なお、点鼻薬は咳ぜんそくで処方される吸入ステロイドと同じく局所投与であり、かつ含まれるステロイドの量も少ないので、処方されたとおりに適切に使えば副作用は、ほとんどないといえるでしょう。

点鼻薬としては、血管収縮薬を使ったものもあります。

鼻の粘膜にはたくさんの血管が走っており、この薬を用いることで、鼻の粘膜を収縮させ、鼻詰まりを解消していく効果があります。

即効性があり、市販の点鼻薬でもよく使われているのですが、使いすぎや長期の使用に向きません。というのも、使っているうちにだんだんと効かなくなり、さらには鼻の粘膜内に二次充血が起こり、鼻詰まりを悪化させ、薬剤による**肥厚性鼻炎**《ひこうせいびえん》（鼻の粘膜が厚くなる鼻炎）になることがあるからです。

長期で使用する可能性が高い場合には、医師と相談し、過剰な使用は避けたほうがいいでしょう。

●ステロイド注射は注意が必要

花粉症では、「注射」による治療を行うこともあります。よく使われるのが、咳ぜんそくの治療のところでも触れた「ヒスタグロビン注射」です。

また、「ケナコトルト」というステロイドに属する薬を用いる注射（ステロイド注射）も、花粉症の治療では用いられることがあります。

かなり効果の高い薬で、シーズン前に1本打てば、そのシーズンは花粉症知らずに過ごせるともいわれています。

しかし、医師としては、ステロイド注射による治療は、あまりおすすめできません。注射の場合は全身投与となり、副作用が懸念されるからです。

ステロイドが全身に吸収されると、その成分が体に長く残るので、注意しなければなりません。

糖尿病や高脂血症、女性であれば生理不順、骨粗しょう症などを発症するリスクが高くなるのです。また、ごくまれにですが、1回のステロイド注射によって副腎不全を起こすという報告もあります。

そのため、医療機関の中には、自費診療でしか行わないところもあります。

ただ、花粉症のシーズンに結婚式があるといった、「どうしても」という場合に、「一生に一度」のつもりで注射するぶんには、それほど気にする必要はありません。

なお、アレルギー性鼻炎の治療では一般的に、こうした薬物療法と並行して、アレルギー原因物質との接触を、日常生活で避けることも重要になります（これは、アレルギーが原因の咳ぜんそくや気管支ぜんそくでも同様です）。

その方法については、セルフケアとして第4章で紹介します。

根本からアレルギー性鼻炎を治す「減感作療法」

前項で紹介した薬物療法は、アレルギー体質そのものを改善していく効果があるわけではありません。

薬の服用をやめてしまい、その状態でアレルギーの原因物質に触れると、高い確率で再びアレルギー反応を起こしてしまいます。そのため、かつては「アレルギー疾患を根治するのは難しい」という考え方が医療の世界での常識でした。

ところが、いまではアレルギー体質そのものを改善していく治療法が登場しています。

それが、**「減感作療法」**です。

これは、アレルギーの原因物質を少しずつ体に投与し慣らしていくことで、その物質に対するアレルギー体質を改善していく治療法です。

その結果、鼻の炎症がとれていき、鼻水や鼻づまりが解消されていきます。また、鼻の粘膜の腫れもひいていくので、迷走神経の反射によって起こる咳もおさまっていきます。その治療効果はかなり高く、**花粉症については完治率が7割**ともいわれています。

さらに、アレルギー体質の改善だけではなく、ぜんそくの発症を抑える効果もあることがわかっています。

そのほか、新たなアレルギー獲得を抑制するという報告もあります。アレルギーの原因物質がわかっている場合は、この減感作療法を行う意義はあります（ただし、111ページの表の通り、種類には限りがあります）。

ただ、薬物療法のように効果がすぐに出るわけではありません。患者さんが効果を実感できるまでには、最低でも**3〜4カ月**くらいかかるのが一般的です。

また、効果が出始めたからといって、そこで治療をやめると、アレルギー体質が戻ってきやすくなるため、完治するまで続ける必要があります。めやすとしては、**3～5年**続ける必要があるといわれており、WHO（世界保健機関）も、そのようにすすめています。

また、花粉症の場合、薬物療法では花粉が飛散している時期のみ行えばいいのですが、減感作療法では飛散シーズンに関係なく治療を続けなければいけません。その意味でも、減感作療法はアレルギー体質改善に非常に効果の期待できる治療法ではありますが、長期戦になることは心に留めておきましょう。

●減感作療法での代表的な2つの治療法

減感作療法には、

①皮下免疫療法
②舌下免疫療法

の2つがあります。

ただ、アレルギーの原因物質を体に投与するわけですから、まれに注射した部位の腫れや、ひどい人ではぜんそく発作のような副作用を起こされる患者さんもいらっしゃいます。

舌下免疫療法でも、こうした発作は起こる危険性があります。

そのため医療機関では、どちらの療法においても投与後、しばらく院内で反応を見ます。それを確認したうえで薬の量を調整するので、それほど副作用を心配する必要はありません。ちなみに、安全性の面では、皮下免疫療法よりも舌下免疫療法のほうが高いといわれています。

〔皮下免疫療法と舌下免疫療法〕

種類	治療方法	対応できるアレルゲン
皮下免疫療法	・注射による治療 ・最初4カ月は毎週、次の2カ月は2週に1回。それ以降は月に1回注射する	・スギ花粉 ・ブタクサ花粉 ・ハウスダスト ・ダニ ・真菌
舌下免疫療法	・錠剤を舌の下に入れて服用する ・毎日薬を服用	スギ花粉とダニのみ

●「手術」でアレルギー性鼻炎を治す場合も

薬物療法や減感作療法をしてもあまり効果が見られなかったり、もしくは、ほかの疾患があったりして、こうした治療ができない場合、次のような手術を行う場合もあります。

①レーザーで鼻の粘膜を焼く
②下鼻甲介《かびこうかい》（鼻腔内にある出っ張った部分。アレルギー性の炎症がもっとも起こりやすい場所）の粘膜や骨の一部を切除する
③鼻の迷走神経のおおもとである後鼻神経を切断する

①と②は鼻腔内の空気の通り道を広くするため鼻づまりの解消に、③は鼻の迷走

神経を切断することで、くしゃみや鼻水の解消に、それぞれ効果があるといわれています。

ただ、こうした手術を単独で行っても、再発する確率は高いといわれています。ですから、アレルギー性鼻炎の治療において、手術はあまりおすすめしません。

ただし、耳鼻科の先生方によると、①のレーザーによる手術と減感作療法を並行して行う治療は、かなり高い確率で再発を防げるといいます。

しつこい「副鼻腔炎」の治療法

では、長引く咳の原因が副鼻腔炎の場合、どのような治療が行われているのでしょうか。

副鼻腔炎は、大きく

①急性副鼻腔炎
②慢性副鼻腔炎

の2つに分類されます。

長引く咳の原因となるのは、おもに②の**慢性副鼻腔炎**です。その治療法として、薬物療法がメインとなります。そして、それでも効果が見られない場合や、重症の慢性副鼻腔炎の患者さんの場合、手術の選択肢も出てきます。

ここでは、薬物治療について見ていきましょう。

●代表的な2つの薬物治療

薬物療法で一般的に行われているのが、

・マクロライド系の抗菌薬を投与する（3〜6カ月）

・ステロイド薬やマクロライド系の抗菌薬＋ネブライザー治療（霧状の薬液を鼻から吸入する）

というものです。

マクロライド系の抗菌薬には、**バイオフィルム**という、炎症の原因となっている細菌たちを生息させている、薄い「テント」のような膜をはがす効果があります。住処であるバイオフィルムを奪われた細菌たちは、無防備な状態となってしまいます。すると、体の免疫システムによってかんたんに細菌を死滅させていくことができます。その結果、粘膜の炎症は解消していくわけです。

この治療は非常に効果があり、治療した患者さんの7～8割で、副鼻腔炎の症状が改善するといわれています。


ちなみに、抗菌薬は、投与量が多くなると、その薬が効かない細菌（耐性菌）を出現させるため、基本的に長期投与は避けなければいけません。

ただ、マクロライド系の抗菌薬は、それほど細菌を殺す力は強くなく、専門家の間でも、「殺菌剤」ではなく、「抗炎症剤」（炎症を抑える作用をもつ薬）として位置づけられています。そのため、投与量を少量に押さえつつ、あえて長期的に投与する方法が採られているのです。

こうした、マクロライド系の抗菌薬を使った治療+ネブライザー治療という副鼻腔炎のベーシックな治療によって、長引く咳は、早い人でだいたい1週間以内に改善が見られ始めます（咳については、咳止めも同時に処方します）。

一方、副鼻腔炎そのものの治療については、年単位を覚悟する必要があります。

また、後鼻漏の症状が強い患者さんには、「鼻うがい」（168ページ参照）によるセルフケアも、ベーシックな治療と併用して、日常生活で行ってもらうようにしています。

鼻うがいを続けることで、副鼻腔にたっぷり溜っている膿を少しずつ取り除いていくことができ、後鼻漏の症状もやわらぎやすくなります。

●「好酸球性副鼻腔炎」は気管支ぜんそくと合併しやすい

なお、好酸球性副鼻腔炎《こうさんきゅうせいふくびくうえん》の患者さんの場合、こうした治療は効きません。これは、好酸球という白血球の一種が、粘膜の炎症部分で過剰になる疾患で、鼻水や鼻づまりのほか、嗅覚障害なども生じます。手術しても再発をする可能性が高く、2015年には難病に指定されています。

気管支ぜんそくと合併しやすいことで知られており、長引く咳の原因が好酸球性副鼻腔炎というケースもあります。

この場合は、ステロイド薬を使った薬物療法が一般的ですが、症状が改善しても再発する可能性が高くなります。ステロイド薬の長期使用は副作用のリスクがあるため、再発をくり返す場合には、手術となる場合もあります。

しかし、手術をしても再発率が高く、治りにくいのが現状です。

ただし、近年は好酸球性副鼻腔炎を合併している重症ぜんそくの場合は、たいへん高額な薬剤ですが、生物学的製剤も非常に効果があります。

●副鼻腔炎で「手術」となるケース

副鼻腔炎でも、アレルギー性鼻炎と同じく、手術も検討される場合があります。

それは、

・ベーシックな治療で効果が出ないとき
・一般的な治療ができないとき（鼻腔内のポリープが大きくなるなど）
・日常生活に重度の支障があるとき（嗅覚障害や味覚障害など）
・好酸球性副鼻腔炎のとき

などになります。

副鼻腔炎の手術は、現在、内視鏡を用いて行われるのが一般的です。鼻腔と副鼻腔とをつないでいる「自然口」の周辺の骨を削ってその口を大きくする、鼻腔内をふさいでいる鼻茸を切除する、といったことを行っていきます。

そうすることで、副鼻腔内に溜った膿を取り除き、かつ副鼻腔でつくられる鼻水が鼻腔に流れ出しやすくなります。

ただ、手術で副鼻腔内から大量の膿を取り出すことができても、その粘膜そのものには炎症が残ることもあり、その場合は再発しやすくなります。好酸球性副鼻腔炎に関しては、非常に再発率が高いのです。

再発となれば、薬物療法によって治療を続けたり、状態によっては再手術をしたりというケースもあります。

漢方薬で「長引く咳」は治せる？

患者さんの中には、西洋薬に対して抵抗感をもつ方もおり、「漢方薬で治せませんか？」と相談を受けることがあります。

もちろん、漢方薬の中には、こうした疾患に効果があるものもあり、治療でも使われているケースが少なくありません。

私は漢方医ではないので、この本でくわしくお伝えすることはできませんが、咳や痰、鼻水、鼻づまりなどの症状に効く漢方薬としては、123ページに示すものが知られています。

患部にフォーカスして治療をしていく西洋医学と異なり、東洋医学での治療の基本は、「くずれている体のバランスを、もとに戻す」治療となります。炎症が起こっているのは、東洋医学では「そこに過剰な熱がある」という解釈になります。そこで、漢方薬等でその熱を体のほかの場所に分散することで、その部分をニュートラルな状態にし、炎症を解消していく、という治療法になります。

さらに、治療によって体のバランスが整うことで、本来の自然治癒力を取り戻し、自分に備わっている抵抗力で細菌等もとり除いていける、と東洋医学では考えます。なので、漢方薬は西洋薬のように、細菌等に直接働きかけるタイプの薬ではありません。

●「漢方薬は効果が出るのに時間がかかる」はウソ

漢方薬の場合、長期間、継続して飲まないと効果が現れないのではと思われるか

〔咳に効く漢方薬〕

症状	漢方薬
長引く咳	・麦門冬湯《ばくもんどうとう》 ・五虎湯《ごことう》
痰のからみ	・清肺湯《せいはいとう》 ・辛夷清肺湯《しんいせいはいとう》
鼻水 （サラサラしている場合）	小青竜湯《しょうせいりゅうとう》
鼻水 （ネバネバしている場合）	荊芥連翹湯《けいがいれんぎょうとう》
鼻づまり	葛根湯加川芎辛夷《かっこんとうかせんきゅうしんい》

もしれませんが、それはじつは誤解です。**体質や症状などに合った漢方薬であれば、西洋薬と同じくらいの即効性があるといわれています**。逆に、すぐに効果が出ない場合は、その漢方薬が合っていないといえます。

なので、漢方医であれば、それこそ1週間飲んでも効果が出ない場合、その人に合うものを診察で探っていき、別のものを処方していくといいます。

そして、もう1つ、多くの方が漢方薬について誤解しているのが、「漢方薬には副作用がなく、安全である」です。

しかし、残念ながら、漢方薬にも副作用はあります。なかには、空咳や動作中の呼吸困難などを症状とする「薬剤性間質性肺炎《やくざいせいかんしつせいはいえん》」など、重篤な副作用が出ることもあります。

そもそも漢方薬は、さまざまな生薬の組合せによってつくられています。その中には激しい副作用をもたらすものもあり、それを打ち消しつつ、効果を最大限に発揮できるように、何千年とかけてその組み合わせが試行錯誤されてきたわけです。

そうした長い歴史の中でつくられていったものであるぶん、安全性はある程度確保されていますが、副作用はけっしてゼロではありません。リスクについては西洋薬と同じくらいと考える必要があります。

また、漢方薬の中には、ドーピング検査に引っかかるものもあります。成分に「麻黄」という生薬が含まれているもの（123ページの一覧では、五虎湯《ごことう》、小青竜《しょうせいりゅう》湯《とう》、葛根湯加川芎辛夷《かっこんとうかせんきゅうしんい》）などです。そのため、アスリートの世界では、「漢方は使うな」という指導が行われているくらいです。

漢方薬にはこうしたリスクがあることを考慮し、服用する際には、やはり専門医の診断をきちんと受けて、その判断に従うようにしましょう。

まずは、何科に行けばいいか？

長引く咳の場合、まず受診してほしいのが、**「呼吸器内科」**です。

呼吸器内科は、空気の通り道である気道のうち、下気道（声帯から下の気管支や肺など）を専門としています。そこで、その長引く咳の原因を探ってもらい、かつ下気道に原因があった場合には、治療を進めてもらいます。

ただ、これまでお話ししてきたように、長引く咳の原因は、下気道だけでなく、上気道に属する「鼻」の疾患にあるケースが少なくありません。

その場合、その治療の専門は「耳鼻科」になりますが、最近は、日本の呼吸器内科の世界でも、下気道と上気道とに分けずに、気道を1本の「道」として見て治療していく、という考え方が浸透してきています。

なので、呼吸器内科でも、とくに**ぜんそく、**さらには**アレルギーを専門にしている医療機関**を受診すると、上気道と下気道を診てくれる可能性が高いでしょう。

一方、もし受診した呼吸器内科での治療が下気道中心で、それでもあまり効果を感じない場合、耳鼻咽喉科も受診してみるといいでしょう。

ただ、鼻腔にファイバーを通すファイバー検査や、レントゲン撮影だけでは、なかなか副鼻腔炎は見つかりません。

やはり、**CTやMRIで検査してくれる医療機関**を選んだほうがいいでしょう。

また、長引く咳を解消していくには、副鼻腔炎がどんなに軽度であっても治療をすることが欠かせません。なので、たとえ軽度であっても、きちんと治療してくれる医療機関を選ぶようにしましょう。

●いい医者はどうやって見つけるか

ただ、一般の人が「いい医師」を見つけ出すのは簡単ではありません。昨今は口コミサイトなどもありますが、どこまで信用できるかわかりませんね。

そこで、医師の立場から、「いい医師」を見つけるポイントをお伝えするならば、待合室の混み具合をチェックしてみることです。

混んでいれば、「いい医師」がいる確率が高くなります。

というのは、**混んでいるということは、医師が1人ひとりの患者の処置をていねいに行っている場合が多い**からです。

もちろん、そのぶん待ち時間は長くなります。「いい医師」を見つけようと思ったら、ある程度「待つ」のは覚悟したほうがいいというのが、私の考えです。

第3章

鼻の炎症を治すと体はこんなに変わる！

「100％の鼻呼吸」で全身が健康になる

私は鼻の疾患をもつ患者さんにしばしば「100％の鼻呼吸を目指しましょう」と話しています。

「100％の鼻呼吸」は、鼻腔、副鼻腔のすべてに空気が通っている状態です。

健康維持や体や脳のパフォーマンス維持・向上などの観点からよいといわれるのは、口呼吸ではなく、鼻呼吸をメインにした生活です。

というのも、人間はそもそも鼻で呼吸するようにできているため、呼吸において重要な機能は、口ではなく、鼻に備わっているからです。

鼻に備わっている呼吸の機能とは、

①潤いを与える
②一定の温度を保つ
③浄化をする

の3つの機能です。

吸い込んだ空気が鼻腔内を通る際に、主に鼻水によって湿度が90%以上まで加湿され、潤った空気がその下の気道に送られます。

温度を一定に保つためには、鼻腔内の粘膜に密集する血管が大きな役割を果たします。それらの血管が発する熱が、鼻腔内に入ってきた空気を温め、35~37度くらいの温度にして、気道へと送り込むわけです。

そして、鼻の中の鼻毛や鼻粘膜の粘液などは、空気と一緒に入ってきたウイルスや細菌、ホコリ、花粉などを取り除き、浄化する働きをしてくれます。つまり、異物が取り除かれたクリーンな空気が気道へと流れていくのです。

ところが、鼻に疾患があると、鼻の粘膜が腫れてしまい、鼻腔・副鼻腔内の空気の通り道が狭くなってしまいます。そのため、多くの人が鼻の下のほうだけで呼吸をしている状態です。

また、鼻の通りが悪くてうまく鼻呼吸ができないと、胸が押されるような圧迫感のような痛みや、首が締めつけられるような息苦しさを感じます。これは鼻をつまんで呼吸をしたとき、呼吸はできていても息苦しく感じる状態と同じです。

さらに近年、鼻の通りが悪いと呼吸の能力も低下する**「鼻肺《びはい》反射」**という現象も指摘されています。

●鼻を治すだけで、心も健やかになった

ある患者さんで、1年間、呼吸苦と胸の圧迫されるような痛みが続き、咳も出て

いたため受診した病院で「ぜんそく」と診断され、吸入の処方を受けていた方がいました。

しかし、吸入をしても息苦しさが改善されることはありません。精神科にも通い精神科薬なども服用されたのですが、いっこうに症状の改善がみられませんでした。

アレルギーもまったくなく、胸やのどのCT、呼吸の検査など、さまざまな検査を受けたものの、まったく問題が見つからず、食欲も元気もなくしておられました。

そして、通院中の病院で実施されたCTにわずかに副鼻腔が写っており、くわしい検査をするために、当院に来院となったのです。

さっそく副鼻腔のCTを確認したところ、軽い副鼻腔炎と鼻の粘膜の強い腫れがありました。そこで、100％の鼻呼吸ができていないことによる症状と判断し、治療を始めました。

すると、たった2週間で患者さんの苦しさはほぼなくなり、それにともない食欲もでるようになり、精神的にも明るくなっていったのです。

鼻の症状がないために原因に気づかれず、このような呼吸困難感を訴える方を、今まで何人も見てきました。

そして、そうした方々は鼻の疾患をしっかりと治すことで、鼻の上の部分もしっかり使えるようになり、呼吸も楽になります。


また、鼻の疾患を治すことは、咳ぜんそくや気管支ぜんそく以外の肺の疾患や、そのほかの体の不調などの改善・解消、さらには予防にもつながることがわかってきています。体調が全般的によくなったという患者さんも、少なくありません。

このことからも、鼻の疾患を治すことは、体を健康に保つうえで、とても重要といえます。

第3章では、鼻の疾患を治すことで、体がどうよくなるのかについて、当院の患者さんの事例を紹介しながら、解説していきましょう。

鼻呼吸に戻すと、イビキが解消する

まず、鼻に疾患があることで口呼吸するようになると、睡眠時無呼吸症候群のリスクが高まるといわれています。

睡眠中、口呼吸をしていると、舌が下がることで、のどのあたりの気道が狭まりやすくなるため、吸い込んだ空気がその下の下気道に流れていきづらくなるのです。その状態で空気が流れようとすると気道が振動します。その音が「イビキ」となるわけです。

つまり、鼻の疾患を治療することで口呼吸が解消できれば、イビキを解消できるのです。それはまた、睡眠時無呼吸症候群の予防や改善にもつながります。

当院の患者さんでも、アレルギー性鼻炎や慢性副鼻腔炎の治療をし続け、鼻の状態がよくなるにつれて、ひどかったイビキが解消していった、というケースは、少なくありません。

睡眠時無呼吸症候群は、「肥満」が発症の大きな原因です。

しかし、第1章でも、お伝えしたとおり、じつは発症のリスク要因は、それだけではありません。

顔の骨格も、その発症に大きく関係しています。アゴが小さい、顔が小さい、鼻が平べったいといった場合、睡眠時無呼吸症候群になりやすいといわれています。その意味では、**東洋人は欧米人に比べて肥満がなくても、睡眠時無呼吸症候群になりやすい**のです。

なので、骨格的に睡眠時無呼吸症候群になりやすい人の場合、「鼻をいい状態に保つ」ことが、重要な予防法となるでしょう。

鼻呼吸がスムーズにできれば、睡眠中の口呼吸も起こりにくくなります。そして、イビキも生じにくくなり、睡眠時無呼吸症候群の発症リスクも低くなります。

なお、睡眠時無呼吸症候群かどうかは、専門の医療機関での検査によってたしかめられます。気になる方は、**「睡眠外来」**といった名称で、睡眠障害を専門的に扱っている医療機関などの受診をおすすめします。

脳と肺に酸素がいきわたり、パフォーマンスがあがる

最近は、スポーツ界でも鼻呼吸が大切なことは、広く認知されてきているようで、鼻腔を広げるノーズクリップをつけて試合やレースに臨む選手もしばしば見かけます。鼻腔を広げることで、鼻呼吸をしやすくしているのです。

スポーツのパフォーマンスがアップするのは、鼻呼吸のほうが効率的によい状態の空気をたくさん取り込めるからです。

私たちが体を動かすのに必要なエネルギーは、体に蓄えられた栄養素が燃えることで生まれます。それに不可欠なのが酸素で、スポーツのように大量のエネルギー

が必要な場合、大量に取り込む必要があります。

ところが、鼻がつまっていると、細い空気の通り道しか確保できず、取り込める空気も限られてしまいます。入ってくる酸素が少ないとエネルギーが十分につくれず、すぐに疲れてしまいます。

そのため、口呼吸よりも鼻呼吸でたくさん空気を吸い込めたほうが、持久力がアップし、いいパフォーマンスを維持できるのです。

鼻呼吸ができると集中力もあがる

では、ここで当院に通院されているスポーツ選手の方の事例をご紹介しましょう。この方は、ラグビーのワールドカップ日本代表選手で、最初は気管支ぜんそくの症状があり受診されました。

検査してみると副鼻腔炎をもっておられたので、気管支ぜんそくの治療と並行して、副鼻腔炎の薬も飲んでいただくことにしました。

治療を始めて2週間くらいたつと、だいぶ副鼻腔炎の症状がおさまり、それにともない、練習や試合等での呼吸もだいぶ楽になったそうです。

「鼻がよくなると、パフォーマンスや疲れぐあいがこれだけ違うんですね」と感動されていました。


そのほか、鼻がよくなればパフォーマンスが向上するのは、仕事や勉強でもいえますね。

100％の鼻呼吸ができていないと、十分な空気が入ってきません。「鼻閉」は集中力を低下させるという研究結果があります。

逆に、鼻の疾患を治して鼻通りが良くなれば、鼻呼吸で空気もしっかり取り込めるようになり、その結果、仕事や勉強などのパフォーマンスの向上も期待できるのです。

花粉症がひどい方は経験があると思いますが、鼻がつまっていると頭や鼻が重たく感じ集中できなかったり、視界が狭く感じたりします。そのため、鼻づまりが解消されると、頭もさっぱりして視界も晴れる感じがすると思います。

声がしっかり出ることで、歌もうまくなる

じつは、鼻をよくしたことで、歌がうまくなった方もいらっしゃいます。鼻通りの良し悪しは、発声に大きく影響を及ぼすからです。

とくに**高音域がきちんと、かつ楽に出せるかは、鼻通りのよさが重要なカギ**を握っています。

声楽家の方々は歌う際、鼻の最奥の部分、つまり鼻腔と口腔とのちょうど境目となる上咽頭や、軟口蓋《なんこうがい》（口の奥あたりの天井にある柔らかい部分）に声を当てるといいます。そうすることで、鼻腔内で共鳴が起こり、響きのある声を出すことがで

きます。

ところが、上咽頭に炎症があったり、副鼻腔炎で副鼻腔に膿が溜っていたり、鼻腔内炎症等で鼻がつまっていたりすると、これがうまくできません。

上咽頭に炎症があると、そこに声を当てても鼻腔内に共鳴がうまく起こりません。さらに、副鼻腔に膿が溜っていたり、鼻腔で鼻づまりが起こっていたりすれば、こうした共鳴はますます起こりにくくなります。

そうなると、思いどおりに声を響かせることができないのです。

また、アレルギー性鼻炎や慢性副鼻腔炎をもっていると、その炎症性の物質がのどに流れ込みやすいため、これもまた、慢性の声帯炎の原因になります。

そのため、プロの歌手の方の中で、上咽頭炎や、アレルギー性鼻炎、慢性副鼻腔炎などの治療をされている方は少なくありません。

当院にも、上咽頭炎の治療法として注目されている「Bスポット療法」を受けるために受診されている声楽家の方が増えてきています。その中には、アレルギー性鼻炎や慢性副鼻腔炎をもっていらっしゃる方も多く、希望される方には鼻の治療も行っています。

そして、上咽頭の炎症がおさまり、さらには副鼻腔に溜った膿がとれていったり、鼻づまりが解消していったりするにつれ、「これまでよりもはるかに楽に声が出せるようになりました」と、みなさんがおっしゃいます。

とくに、「高い音域の声が力をかけずに楽に出せるようになった」という感想は、どなたも口をそろえておっしゃいます。

当院で鼻の治療も行っている患者さんたちからも、「カラオケ友達から最近、『すごく声が出るようになった』と言われるんですよ」や「歌うときの音域が広がりました」といったご報告をしばしばいただきます。

かくいう私もその経験者です。

私はもともと鼻の調子があまりいいほうではなかったのですが、自分でも鼻のケアを心がけるようになりました。

その甲斐あって、いまでは鼻の調子もずいぶんとよくなり、友人たちとカラオケに行くと、以前では考えられないほどの高い音が出るようになったのです。これには、友人たちも驚いたようです。

そして、歌声だけでなく、日常の発声においても大きく影響します。鼻がよくなり、鼻通りがスッキリすれば、発声も楽になります。中には声質が変わる方もいらっしゃいます。

鼻の疾患を治していく中で、そうした変化も楽しんでみるのもいいでしょう。

「慢性閉塞性肺疾患」の悪化を食い止める

第1章でも簡単に触れましたが、副鼻腔炎をもっていると、慢性閉塞性肺疾患(以下、COPD)にかかるリスクが高くなる可能性があります(60ページ参照)。

(60ページ参照)

まずは禁煙することが必要ですが、禁煙以外にも、COPDの治療の効果を上げるには、副鼻腔炎を治していくことも大切です。


また、タバコも吸わず、かつ日常的に副流煙にさらされることもなく、アレルギーをもっていないにもかかわらず、COPDを発症された患者さんもいました。調べてみると、副鼻腔炎をもっていらして、この場合、副鼻腔炎がCOPD発症の大きな要因となった可能性が考えられます。

そして、こうした患者さんたちに副鼻腔炎の治療を行うと、呼吸がだいぶ楽になり、ＣＯＰＤの症状をやわらげることができるのです。


ただ、ＣＯＰＤは完治が難しい病気でもあります。

とくに肺胞が壊れていく気腫型《きしゅがた》の場合は、ほぼ完治はしないと考えたほうがいいでしょう。というのも、肺胞は一度壊れたらもとには戻らないからです（禁煙により復活する「線毛」とは異なります）。

しかも、ＣＯＰＤの場合、長年かけてゆっくりと進行していくため、なかなか気づきにくい面があります。息苦しさなどの自覚症状を感じて医療機関を受診するころにはかなりの重度になっており、「完治が不可能」というケースが少なくありません。

この場合、禁煙と薬物療法などによって、「悪化を食い止める」のが、ＣＯＰＤ治療のメインにならざるを得ません。

ですから、ＣＯＰＤの予防、あるいはそれ以上の進行を防ごうと思うのならば、できるだけ早いうちの禁煙と、副鼻腔炎をもっている人であれば、その治療が欠かせないのです。

鼻の治療でできる「肺炎」予防

「**誤嚥性肺炎**《ごえんせいはいえん》」という病気があります。

これは、本来、食道に流れていくはずの食べ物や飲み物、唾液などが誤って気管に流れることで、口腔内のウイルスや細菌などが肺に入り、肺炎を起こす疾患です。

誤嚥性肺炎は高齢者で起こりやすく、またそれが原因で亡くなる人も少なくありません。

現在、肺炎による死亡率は高く、日本人の死亡原因の第3位となっています。75歳以上の後期高齢者が肺炎で亡くなる場合、そのほとんどが、この誤嚥性肺炎によるものだといわれています。

症状としては、通常の肺炎と同じく、発熱や咳、痰などがあります。
私たちが食べ物や飲み物などを飲み込み、食道へと送る「嚥下《えんげ》機能」は、加齢にともない衰えることもあります。

そして、「嚥下」が行われているのが、のどの入口あたりにある「喉頭」と呼ばれる部分です。

ここは、食べ物や飲み物と、鼻や口から入ってきた空気とが交差する場所であり、ここにある喉頭蓋《こうとうがい》という蓋によって交通整理が行われています。

空気の出入りしかないときには、喉頭蓋は開いており、外から取り込まれた空気は気管と食道の両方に流れていきます。

一方、口から食べ物や飲み物などが入ると、喉頭蓋は下がって気管へのルートを閉じ、食道へのルートのみを開けます。そうすることで、食べ物や飲み物が気管に

〔喉頭蓋の動き〕

呼吸をしているとき

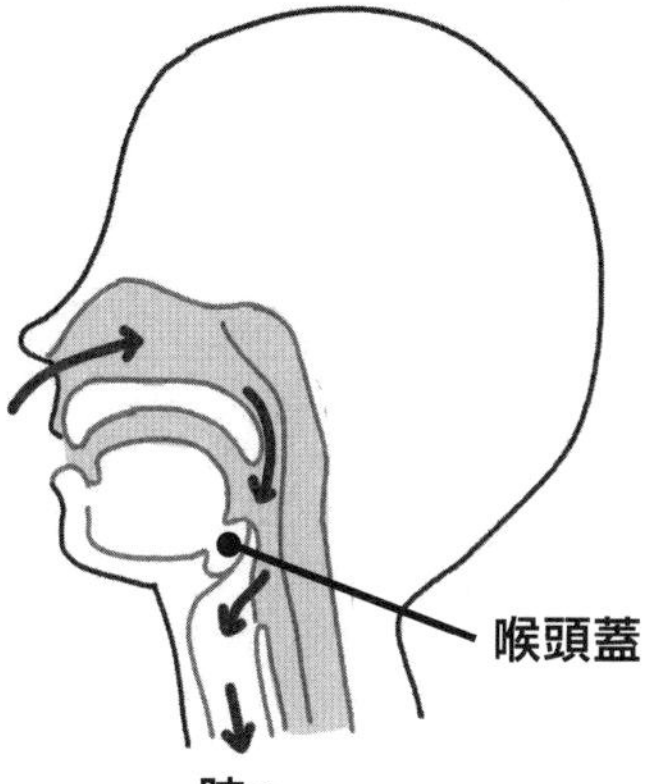

食事をしているとき

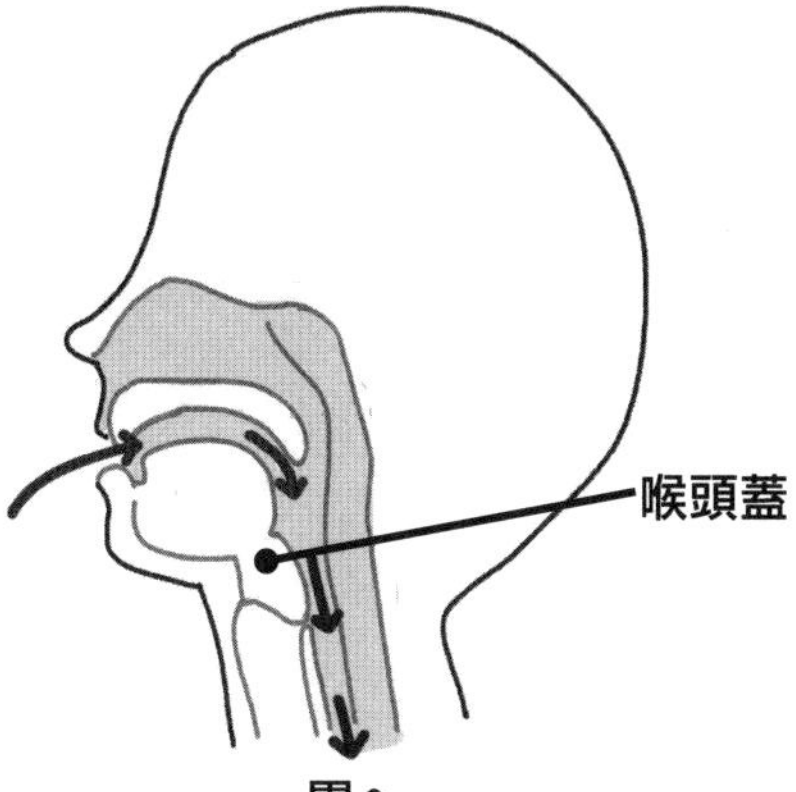

入るのを防ぎ、食道にのみ流れいくようにしているわけです。

ところが、何らかの原因で喉頭蓋の開閉に不具合が起こるなど、嚥下機能がうまく働かなくなります（「嚥下障害」といいます）。

そのため、食べ物や飲み物などが気管に入りやすくなり、場合によっては誤嚥性肺炎の発症につながるのです。

●誤嚥性肺炎の患者さんは、副鼻腔炎をもっていた！

加齢以外にも、ＣＯＰＤや気管支ぜんそく等の、呼吸器疾患により呼吸の状態が悪かったり、寝たきり状態が続いていたり、脳梗塞などの脳血管障害の後遺症などがあるときなどにも、嚥下機能は不具合が生じやすくなります。

そして、「呼吸の状態が悪い」のは、鼻の疾患も大きく関わっています。

鼻の疾患を長い間放置していると、気管支ぜんそくなどの呼吸器の疾患にかかりやすく、それにより誤嚥性肺炎も起こしやすくなるのです。

以前、当院で誤嚥性肺炎の患者さん10名ほどに、念のためにと鼻のCT検査をしたところ、全員に副鼻腔炎がありました。そこで、鼻の治療も同時に行ったのですが、それ以降、みなさん、誤嚥性肺炎を発症したと聞いていません。

誤嚥性肺炎に限らず、通常の肺炎も、鼻をよくすることで、その発症を予防できると私は考えています。

というのも、鼻の疾患が影響して、気管支にまで炎症が広がっている場合、気道を流れる空気のスピードが遅くなります。そのぶん、空気と一緒に入ってきたウイルスや細菌が気道の粘膜に付着しやすくなります。

ですが、気道の炎症がおさまれば、空気の流れも速く、スムーズになります。そうなれば、ウイルスや細菌などの粘膜の付着も防ぐことができます。

近年、口腔ケアも非常に注目されており、鼻の治療と並行して行うとより効果的です。

●痰がらみが減ることで、介護の負担を減らせる

さらに、鼻をよくすることで、後鼻漏や痰の減少にもつながります。

鼻の治療をした患者さんからも、「痰を吸引する回数が減った」という感想をしばしばいただきます。

鼻の治療で痰の吸引回数が減るのは、訪問看護や介護の現場においても朗報だと思います。

実際、寝たきりの高齢者の方などにとっては、痰のからみは命に関わります。介護の現場では、痰の吸引が重要な項目になっており、そのぶん、スタッフたちの負担も大きくなっています。

在宅医療等において、患者さんの鼻の状態も診て治療していくことは、痰の吸引

を減らす効果が期待できます。

実際に、アレルギー性鼻炎や副鼻腔炎治療を加えることで、痰の吸引回数が大幅に減ったという経験があります。

原因不明の口臭が治った！

慢性副鼻腔炎は、さまざまな不調の原因になっているとお伝えしましたが、その1つに「口臭」もあります。

そのメカニズムの1つが、副鼻腔炎に溜った膿の臭いが口腔に流れてきて、口臭になることです。また、副鼻腔炎により鼻がつまりがちになると、口呼吸がメインになります。その結果、口腔内が乾燥して雑菌等が繁殖しやすくなり、それが口臭につながることもあります（これはアレルギー性鼻炎でも、同じです）。

私が大学病院で外来を担当していたときに受けもった、50代の男性の患者さんのケースです。

その男性は、ご家族から口臭を指摘され、「胃が悪いのかもしれない」と胃カメラ検査を受けたものの、異常はありませんでした。

そして、「歯が悪いのかもしれない」と歯医者に行ったけれど、「問題ない」といわれ、いくつかの医療機関をめぐった末に、こちらの呼吸器内科に行きついたとのことでした。

「なぜ、呼吸器内科に?」と尋ねると、口臭について調べているうちに、肺膿瘍《はいのうよう》(細菌に感染することで肺の組織が壊され、そこにできた空洞に膿が溜る病気。その膿が口臭のもとになる場合もある)がある場合、口臭をともなうことがあると知ったからだといいます。

診察で、1メートルくらいの距離でその患者さんとお話をしていましたが、たしかに、かなりきつい口臭がありました。

さっそく確かめるために、肺のレントゲンを撮ってみました。

ところが、きれいな肺をしており、これまた「問題なし」でした。

そのとき、私がふと思ったのが、「鼻からきているのかもしれない」ということです。

そこで、アレルギー検査と鼻のCT撮影をさせてもらうことにしました。

すると、案の定、アレルギー性鼻炎と副鼻腔炎をもっていらしたのです。

そして、鼻の治療（薬を処方しての薬物治療）をした結果、薬を処方して2週間くらいで鼻の状態も以前よりだいぶよくなり、口臭もおさまっていきました。

ご家族からも「前ほど気にならなくなった」と言ってもらえるようになったといいます。私自身も、診察をしていて、そう感じました。

慢性副鼻腔炎や通年性のアレルギー性鼻炎の場合、鼻の症状があまり出ないためご本人は気づきにくいのですが、口臭も発見の1つのシグナルといえます。

鼻の炎症を治したら味覚が変わった

鼻の疾患は、重度になると嗅覚障害、さらには味覚障害を生じさせることもあります。匂いの分子が、匂いを感じる「嗅裂《きゅうれつ》」に届かず、匂いを認知する脳へのルートが閉ざされ、匂いを感じにくくなるのです。

さらに、嗅覚と味覚は密接に関係しており、嗅覚障害が起こると、食べても味を感じないなどの味覚障害も生じることがしばしばあります。

当院を受診された女性患者さんが、ある面白い体験を教えてくださいました。

当院には気管支ぜんそくで受診されたのですが、ＣＴ検査で副鼻腔炎があることがわかり、耳鼻科でその手術を受けることになりました。

その後、当院にはぜんそくの治療で通われていたのですが、診療中の雑談で、「鼻が良くなってみてはじめて、自分の料理がこれほどまでにしょっぱかったのかと驚きました！」とおっしゃいました。

これまでご家族からも「味が濃い」と言われ続けてきたのですが、気にしてこなかったそうです。

ところが、副鼻腔炎の手術で副鼻腔に溜っていた膿を取り除き、鼻の中がスッキリしたことで、嗅覚や味覚の機能が回復。そこでようやく、ご自分の味付けが、とんでもなく濃いことに気づいたというわけです。


嗅覚障害と味覚障害では、食べ物の匂いや味をなかなか感じ取れなくなるため、味を濃くすることでようやく、匂いや味を認知できるようになります。

本来の嗅覚と味覚を取り戻した彼女は、その後、いい塩梅での味付けができるようになり、ご家族からの評判も上々とのことです。また、自分の手料理に限らず、これまでよりも食事をおいしく召し上がれるようになったとおっしゃっていました。

口臭と同じく、日常のこうした何気ない習慣やクセなどから、鼻の疾患に気づいていくことができるのです。

●むせやすい人は鼻に炎症がある!?

食べることに関連してもう1つ。

鼻が悪い人の場合、熱いものや辛いもの、酢のものを食べるときや、何かをすすって食べたりするときなど、むせることがしばしばあります。

じつは、鼻がよくなると、これがぐっと減ります。

これは、私も身をもって体験しています。

私はもともと鼻の調子があまりいいほうではないのですが、患者さんだけでなく自分の鼻の状態も整えることを意識するようになってから、辛いラーメンなどをすって食べてもむせなくなりました。

そんな話を患者さんとしていると、「私も」とおっしゃる方が多く、これもまた鼻をよくすることの効果だと感じています。

むせる原因を、「長引く咳」と同じく、「炎症によって刺激に敏感になった気道の迷走神経が反射しやすくなったから」と考えれば、鼻がよくなることで気道の炎症が取り除かれ、そうした反射が起こりにくくなる、といえます。

頭痛・肩こりも起こりにくくなる

このほかにも、さまざまな不調において、その原因が意外にも慢性副鼻腔炎であることが少なくありません。

そして、そうした不調の1つに「頭痛」があります。

昨今は「頭痛外来」を行っている医療機関があるくらいに、頭痛で悩む人が増えています。

原因の1つに、副鼻腔炎（急性・慢性の両方）もあります。

この場合、副鼻腔内に溜った膿が痛みの主な原因になっていると考えられます。

また、副鼻腔炎の方は鼻粘膜の腫れが著しいために、骨に包まれた中での粘膜の膨張も、頭痛に影響しているのではないかと考えています。

ちなみに、このときの痛みは、慢性より急性のほうが強くなります。

頭痛外来を行っている友人の医師に聞いたところ、頭痛に悩む患者さんの脳のMRIを撮ってみると、副鼻腔炎（急性・慢性）をもっているケースが多いそうです。

当院を受診されている副鼻腔炎の患者さんに聞いても、頭痛を訴える方はかなりいらっしゃいます。そして、副鼻腔炎が原因の頭痛であれば、副鼻腔炎が治れば、それもおさまります。

当院の患者さんたちにうかがっても、副鼻腔炎の治療の効果の1つとして、「頭痛を感じなくなった」を挙げる人が少なくありません。

それ以外にも、首や肩のコリも解消した患者さんもいらっしゃいます。

〔副鼻腔炎の頭痛の特徴〕

急性	慢性
・額のあたりや目の奥に痛みを感じる ・おじぎをすると、額のあたりの痛みが悪化する	・こめかみのあたりに締め付けられるような痛みを感じる ・頭全体が重だるい ・首の後ろのあたりに痛みをともなう強いコリを感じる

この場合、副鼻腔で炎症が起こっていることで、顔や首、肩などを流れるリンパ液の流れが滞り、それが首や肩のコリの原因になっていた可能性があります。

炎症が治まることで、リンパの流れがよくなり、コリも解消されるのだと考えられます（コリ解消には、86ページのBスポット療法も効果があります）。

第4章

せきを再発させない！セルフケアと生活習慣

治療と組み合わすと効果大！1日2回の「鼻うがい」

第4章では、長引く咳や、その原因となっている鼻の不調を改善・解消、あるいは予防するために、みなさんがご自分でできるセルフケアをご紹介しましょう。

慢性副鼻腔炎は、正直なところ、治りにくい病気ですが、その治療効果を高めてくれるセルフケアはあります。

それは、**「鼻うがい」**です。

当院でも、薬を使った治療と同時並行で、患者さんには鼻うがいをおすすめしています。

そして、それを習慣にするようになった方からは、副鼻腔炎の症状である痰がらみや後鼻漏などをあまり感じなくなった、という感想を数多くいただいています。軽い副鼻腔炎の人の場合、鼻うがいだけで治るケースもあります。そのため、妊娠中など、薬物治療を避けたほうがいい場合などで、症状の軽い患者さんの場合、食塩水による鼻うがいだけで治していただく場合もあります。

鼻うがいで副鼻腔炎の症状がやわらぐのは、**1%の食塩水で鼻腔や咽頭あたりを洗うことで、炎症性の物質が薄まる**からです。

その結果、副鼻腔炎で生じやすいネバネバした鼻水がすっきりしたり、後鼻漏をあまり感じなくなったり、といったことが起こるのです。

気管支等に流れ込む炎症性の物質が薄められることで、炎症の悪化を抑え、ぜんそく等の気管支や肺に関連する疾患の症状も、やわらげることができます。

そのほか、アレルギーの原因物質やウイルス・細菌なども除去することができ、アレルギー性鼻炎やぜんそくの症状の予防にもつながります。

②鼻の中で広げるように、ゆっくり深く鼻で息を吸って、口から吐く。この呼吸を5回ほど行う。

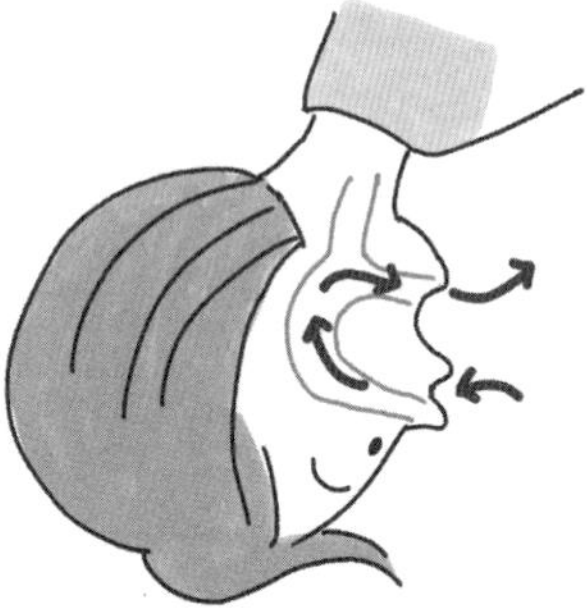

★ポイントは、鼻の上の方の副鼻腔を洗浄すること。この方法は上顎洞に水が入らないので、あとで水が出てくる心配もありません。
★下を向いて行なう鼻うがいは、耳管に水が入らず、中耳炎にもなりにくくなります。

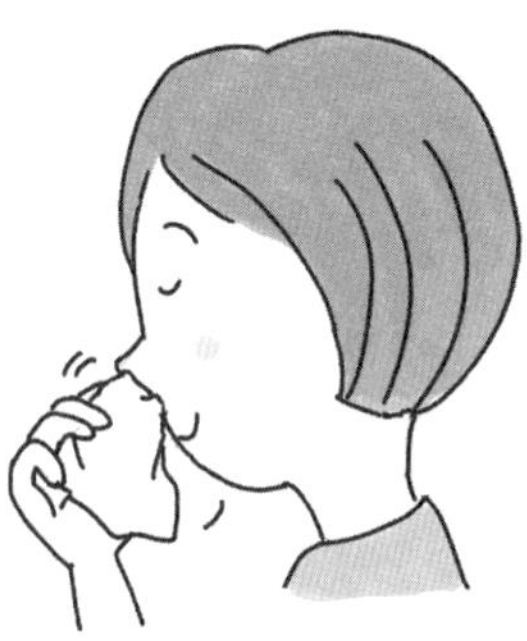

③ゆっくり頭を上げて、鼻から出てくる液体をふきとって、鼻をかむ(1日2～3回やると効果的)。

鼻の炎症を治す「鼻うがい」の手順

用意するもの

・1％食塩水 4〜6ml（鼻片につき 2〜3ml）
・ノズルつきプラスティック容器（醤油さしがおすすめ）
・ティッシュペーパー
・重曹（水 100ccに対して 0.5mg）

1％食塩水の作り方

① 水 100cc に食塩 1g を溶かし、1％の食塩水を作り、0.5mg の重曹を入れる。
② ①をノズルつきのプラスティック容器に入れる（冷蔵庫で 1 か月保存可能）。

①頭を真下に向けて、容器をゆっくり押しながら両方の鼻に 1％食塩水を 2〜3ml ずつ流し込む。

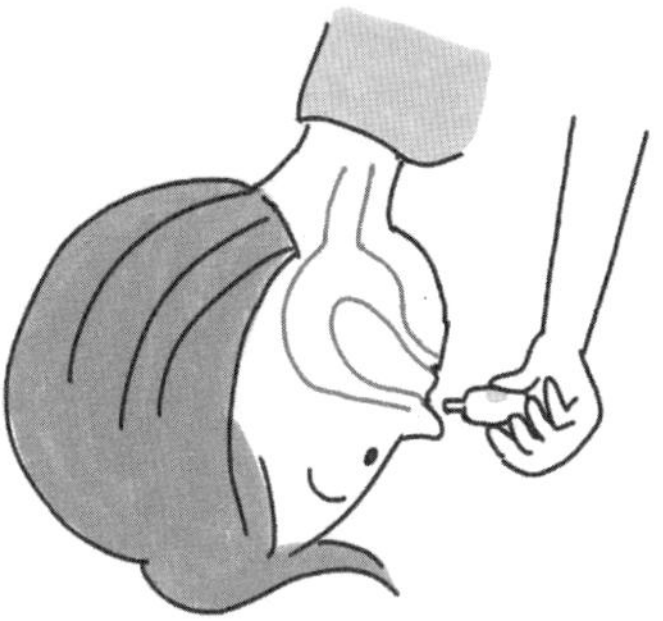

一般的には、約0・9％の生理食塩水が用いられますが、私はそれよりもやや濃い**1％の食塩水**をおすすめしています。塩による粘膜の引き締め効果をしっかり出すためです。

粘膜が引き締まることは、鼻づまりの解消につながります（高血圧等で塩分の摂取に注意が必要な方は、生理食塩水を用いることをおすすめします）。

自分でつくるのが大変であれば、市販の鼻うがい薬を使ってもいいでしょう。中には、重曹入りや、ハッカ入りのものなどもあり、患者さんたちの話では、食塩水だけのものよりも鼻の中がスッキリするそうです。


より効果を高めるには、行うタイミングも重要です。

おすすめしているのは、**「寝る前」**と**「起きた後」**の**2回**です。

副鼻腔で産出される炎症性の物質を含んだ鼻水や膿は、寝ている間も上気道や下気道へと流れていきます。

そこで、寝る前の鼻うがいで、炎症性の物質を薄めておくのです。そうすれば、鼻腔より下に炎症が飛び火するのを防ぎやすくなります。

また、1日の活動で鼻腔内に溜ったハウスダスト等を、鼻うがいで洗い流す効果もあります。朝起きたあとにも鼻うがいをするのは、寝ている間に溜った炎症性の物質を洗い流していくためです。2つのタイミングで行うことで、鼻腔内がよりきれいになり、その結果、上気道から下気道への炎症もやわらげることができます。

●気軽に使えるスプレーの「鼻うがい」

また、最近は「スプレー」タイプのものもあります。鼻の中にノズルで食塩水を流し込むのが苦手な患者さんには、**「サイナスミスト」**（ニールメッド株式会社）のような、スプレータイプのものをおすすめしています（ネット通販で購入できるので、ぜひ試してみてください）。

この場合、手順が通常の鼻うがいとやや異なります。

まず、鼻の穴に液体をスプレーした後、頭のてっぺんを床側に向けるように深くおじぎをし、20秒ほど待ちます。こうすることで、鼻腔の粘膜全体に液体を浸透させることができます。そして、もとの姿勢に戻し、鼻をかんで鼻の中の液体を出します。

鼻うがいの頻度（スプレータイプも含む）は、**1日2回**くらいで、それ以上は行わないほうがいいでしょう。

頻繁に行うと食塩水が耳に入るリスクを高めてしまい、中耳炎等の原因になりかねないからです。

〔スプレータイプの鼻うがいの方法〕

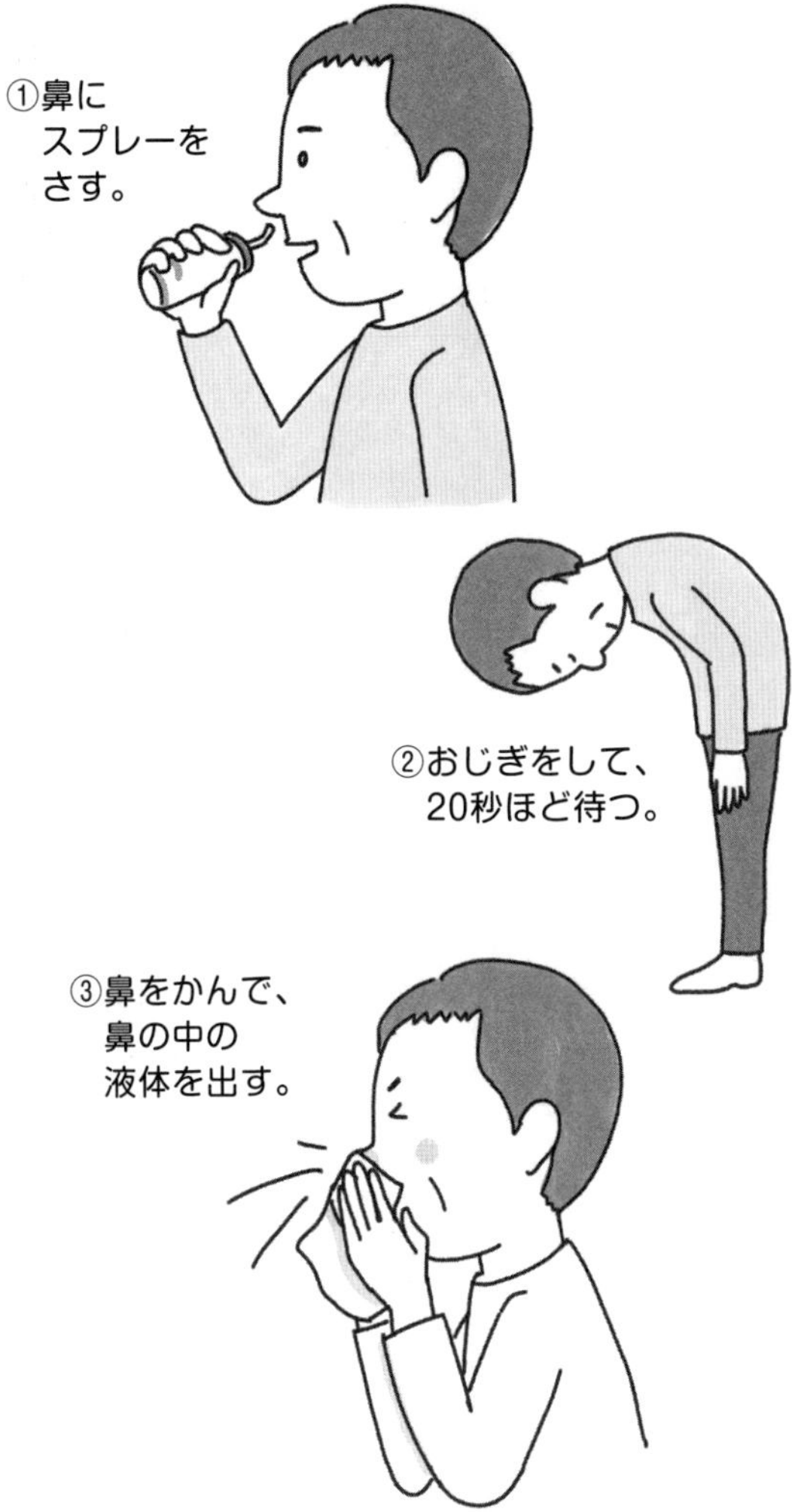
①鼻に
スプレーを
さす。
②おじぎをして、
20秒ほど待つ。
③鼻をかんで、
鼻の中の
液体を出す。

気道を守る「マスク」の選び方・使い方

咳を起こしにくくするうえでも、鼻の不調をやわらげるうえでも重要なのが、鼻やのど、気管支など、空気の通り道である**「気道」を乾燥させないこと**です。

気道に限らず、粘膜にとって乾燥は大敵です。粘膜が乾燥したり、冷えたりすると、表面にある線毛の働きがガクンと鈍ってしまい、ウイルスや細菌などが粘膜に付着したり、体内に侵入したりすることを許してしまいます。

気道の粘膜はバリア機能をもっており、さまざまな病気の感染予防に役立っているのです。

そこで、意識したいのが、**気道の粘膜の「加湿・加温」**です。とくに乾燥と冷えが厳しくなる冬は、「加湿・加温」を積極的に行うことが、気道、さらには全身の健康維持には欠かせません。

その方法はとてもシンプルで、こまめな**「水分補給」**と**「マスクの着用」**です。冬場はこの2つを心がけるだけで、かなり粘膜を加湿・加温することができます。

そして、「加湿・加温」をとくに意識しなければいけないのは、**寝ているとき**です。マスクは、冬場、寝ているときも着けましょう。

というのも、起きている間ならば、意識して水分や温かいものを口にすることができますが、寝ている間は何もできません。しかも、鼻の調子があまりよくないと、口呼吸になりがちで、いっそう口腔やのどの粘膜が乾燥しやすくなります。

マスクを着けるときは、鼻までしっかりおおうのがベストです。

ちなみに、おすすめは、昔ながらの**綿100%の「ガーゼのマスク」**です。いま主流になっている不織布のマスクよりも、ガーゼのマスクのほうが、保湿性や保温性の点で断然優れているからです（ただし、一晩使ったガーゼのマスクには、いろいろな雑菌が付着しています。１回使ったら洗うことを心がけましょう）。

顔にゴムがあたるのがイヤな方は、**ポリウレタン製のマスク**もおすすめです。こちらもくり返し洗って使えるので、衛生的にも問題ありません。

もちろん、ウイルスや花粉、ハウスダストなどをシャットダウンするには、そのためのフィルターが中に入っている不織布のマスクのほうがいいでしょう。

なので、日中、外出する際にはそちらを使い、口腔や鼻腔の加湿・加温が最大の目的である睡眠中はガーゼやポリウレタンのマスクを用いる、という具合に使い分けるとよいと思います。

部屋の湿度をたもつ、ちょっとした工夫

睡眠中の対策としては、乾燥する冬場は、寝室の加湿も習慣にするといいでしょう。

簡単なのは、**大きめのバスタオルを1～2枚水で濡らし、水滴が落ちない程度に絞って、睡眠中の寝室（できれば枕元）に干す方法**です（これは、8畳くらいの広さの部屋の場合です）。タオルに含まれていた水分が空気中に放出され、それが湿度になるわけです。これだけで、だいぶ部屋が加湿されます。

なお、その部屋の広さやそのときの温度などによって、干すタオルの枚数は変わってきます。実際にやってみて、朝、起きたときのご自分の口の中やのど、鼻の

中、さらには肌などの乾燥具合をチェックしながら、ほどよく加湿できる枚数を見つけてください。

また、人間にとっての**適度な湿度は、50〜60%**といわれていますので、湿度計を用いて、その湿度になるように濡れタオルの枚数を調整してもよいでしょう。

また、お子さんの部屋の中に水槽を置いて咳の症状が改善したケースもあるので、ためしてみてもよいでしょう。

●効果的な加湿器の選び方

ただ、すでに長引く咳や鼻の不調等に悩まされているのならば、睡眠中に**「加湿器」**を用いることも考えたほうがいいかもしれません。濡れタオルよりも確実に、かつしっかりと寝室を加湿していくことができます。

〔加湿器の種類〕

加湿器のタイプ	特徴
①スチーム式	ヒーターで水を煮沸させ、その蒸気で加湿する
②気化式	湿らせたフィルターに風を当てて気化させ、それで加湿する
③超音波式	タンク内の水を微振動させてミスト状にし、加湿する
④ハイブリッド型（スチーム式+気化式）	ヒーターで温めた風を、湿らせたフィルターに当てて加湿する
⑤ハイブリッド型（スチーム式+超音波式）	ヒーターで温めた水を微振動させてミスト状にし、加湿する

最近は加湿器の種類もさまざまで、大きく分けると①スチーム式、②気化式、③超音波式、④ハイブリッド型（スチーム式＋気化式）、⑤ハイブリッド型（スチーム式＋超音波式）の5種類があります。

どれも一長一短がありますが、雑菌の発生のしにくさや、小さいお子さんのいるご家庭での安全面からいえば、おすすめは**④と⑤のハイブリッド型**です。

一方、①のスチーム式の場合、水を煮沸させるので吹出口が熱くなり、誤って小さなお子さんが触ってしまえば、火傷につながります。

また、②の気化式や③の超音波式は、煮沸しない水で加湿するため、手入れを怠るとカビが発生しやすくなります。これでは、加湿すればするほど、咳や鼻などの症状が悪化しかねません。

また、睡眠中、加湿器をずっと稼働させる場合、使用する部屋のサイズに合ったものを選ぶと、途中で加湿がストップする可能性があります。

なので、**使用する部屋より広い部屋用のものを選ぶといいでしょう**。

日当たりのある家であれば、冬場はそれほどカビの心配する必要はありません。

なお、湿度を高くしすぎるのも、じつは鼻にはよくありません。湿気が強くなると、鼻に不調をもっている人の場合、鼻づまりが起こりやすくなるからです。

水には、粘膜を膨張させる作用があり、湿気の強い空気を鼻に吸い込むと、浸透圧により鼻腔内の粘膜が膨張します。その結果、空気の通り道が狭くなってしまい、鼻づまりを感じやすくなるのです。

そして、鼻に不調をもっている人ほど、水分による粘膜膨張の影響は受けやすいようです。患者さんなどからも、東南アジアなど蒸し暑い地域に行った際に、現地の空港の外に出た瞬間、鼻の詰まりを感じたという話をしばしば聞きます。

湿度計を用いて、室内の湿度は50~60%くらいに維持しましょう。

また、いまの時代、ほぼ1年中を通して、私たちは乾燥の元凶である「エアコン」

と、日々、接さざるを得ません。エアコンは冷房でも暖房でも、空気を乾燥させます。

対策としては、こまめに水分を補うことやマスクを着けること以外に、**顔にエアコンの風が当たらないようにすることも重要**です。

とくに乾燥の厳しい冬は、夏以上にエアコンによる乾燥の度合いが高くなります。そのため、こうした乾燥対策を、夏以上に意識する必要があります。

そのため、冬はエアコン使用はやめ、代わりにオイルヒーターなど、空気を乾燥させにくい暖房器具を使うのも、冬の1つの乾燥対策です。

口呼吸を防ぐベストな「枕の高さ」

鼻に不調があると、ついつい口呼吸メインになってしまいがちです。

長引く咳や鼻の不調の改善や解消、予防には、日々、自分がどういう呼吸をしているのか意識する必要があります。

しかし、自分が口呼吸になっているのに気づきづらいのが、寝ているときです。

寝ている間、口呼吸になるのは、鼻づまりが起こり鼻で十分に息が吸えないためだったり、口まわりや舌の筋肉が衰えていたり（子どもの場合は、それらの筋肉が未発達だったり）など、いろいろ要因があります。

そのなかでも、**「枕が低すぎる」のは、口呼吸になる要因の１つ**です。

枕が低すぎると、首が反るような姿勢になってしまい、口が開きやすくなるのです。

試しに、その場で首を反ってみてください。口がパカーンと開きやすくなりませんか？　首が反るような姿勢になると、そのぶん、首のあたりの気道が狭くなり、イビキや無呼吸の原因にもなります。

ここで、ご自分にとってのベストな枕の高さを見つける方法をご紹介しましょう。

まず、壁に背中をくっつけてみます。そのとき、頭と壁との間にスペースができます。そのスペースの幅が、じつはあなたにとってのベストな枕の高さです。

このとき、重要なのが、**「睡眠中にその高さを維持できる」**ことです。

頭を乗せたとき、枕は多少つぶれます。そのつぶれた状態で、そのベストの高さを維持するのが大切なのです。

〔ベストな枕の高さを見つける方法〕

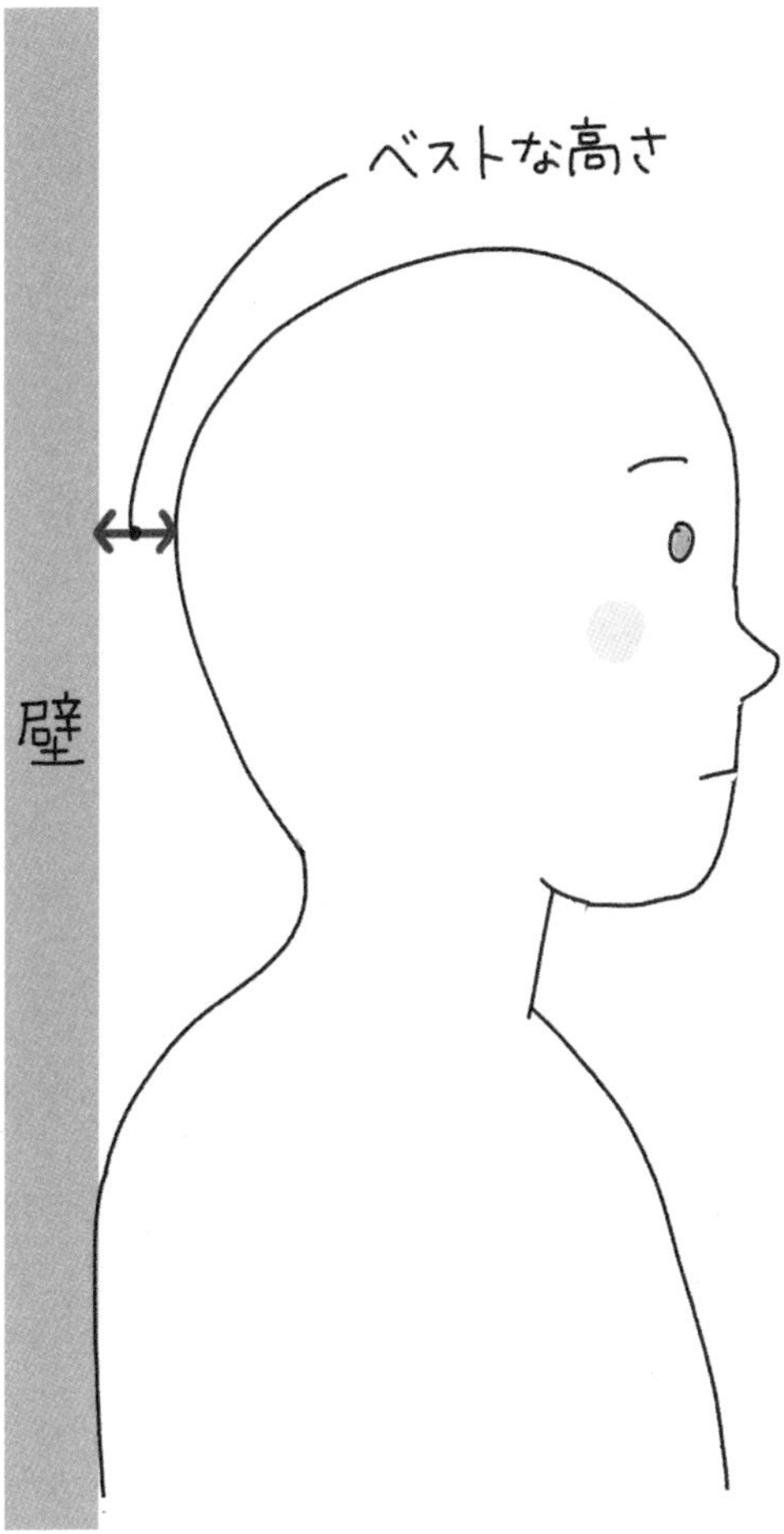

昨今の人気の低反発の枕は、じつはあまりおすすめではありません。頭の重みでどんどん沈んでしまい、睡眠中にベストな高さをなかなか維持できないからです。

ただ、その心地のよさから、どうしても低反発の枕を使いたい人もいるかもしれません。その場合は、それ以上沈み込まないように、その下に「硬めの枕」を置くなどして、ベストな高さを維持できるようにするのがいいでしょう。

そして、意外と口呼吸の防止に効果を発揮してくれるのが、ホテルなどに置かれている**フワフワの枕**です。やわらかいぶん、ちょうどいい高さに沈み、ちょうどいい位置に首を保てます。

最近は、「ホテル仕様の枕」を扱っているお店も増えてきているので、枕選びの選択肢の1つにしてもいいでしょう（その場合、必ず一度、頭を置いてみて、どれくらい沈むのかを測ることを忘れずに）。

睡眠中の口呼吸を防ぐ「鼻腔拡張テープ」「鼻チューブ」

睡眠時無呼吸症候群が注目されたこともあり、現在、口呼吸を防止し、鼻呼吸をサポートするグッズも数多く出回っています。

なかでも手軽に入手しやすく、試しやすいのが、**「鼻腔拡張テープ」**でしょう。これは、鼻腔を広げるためのテープで、鼻通りがよくなり、鼻呼吸が楽にできるようになります。

その結果、口呼吸やイビキ、無呼吸の防止効果が期待できます。

鼻呼吸はスポーツのパフォーマンスアップにもつながるので、最近では、睡眠中だけでなく、スポーツ中などにも使用する人が増えてきているようです。

そのほか、鼻通りをよくするグッズとして、**「鼻チューブ」**があります。

鼻チューブは、とは、シリコン製のチューブを睡眠前に自分の鼻の中に入れることで、睡眠中に上気道がふさがらないようにする器具です。口呼吸やイビキ、無呼吸を起こりにくくすることができます。

たとえば、**「ナステント」**（ナステント株式会社／https://nastent.co.jp/）というものがあります、取り扱っている病院で購入指示書をもらえば、手に入れることができます（右記のアドレスのアクセス先の「取扱施設一覧」からご確認ください）。

●「マウスピース」や「口閉じテープ」の効果は？

鼻呼吸をサポートするという意味では、「マウスピース」や「口閉じテープ」をつけるというのもあります。

ところが、鼻が悪い人の場合、装着中は呼吸がしづらく、息苦しさのあまり途中で外してしまいがちです。

歯科医師からは、「鼻を治さないと、マウスピースをつけるのは難しい」という話をよく聞きますが、最近はマウスピースも進化しているようで、鼻呼吸ができない人向けのものもできています。

なお、その効果には一長一短があり、その人の体の状態により向き・不向きもあります。安全・安心、かつ効果的に使うためにも、使用する場合は、いま受診している医療機関等で相談することをおすすめします。

「鼻の脂肪」も食事制限と運動で落とせる

口呼吸になる要因としては、「肥満」も無視できません。

驚くことに、肥満の状態になると、首やアゴ、のど、舌、さらには鼻にまで脂肪がつきます。

肥満傾向の人の鼻のＣＴを撮ると、**上咽頭や中咽頭のまわりの組織にも脂肪がついていることがあります**。

その結果、とくに上気道が狭くなり、鼻呼吸がしづらくなって、つい口呼吸に頼るようになるのです。

そうなると、鼻づまりも感じやすくなります。

ただこの場合、鼻腔の粘膜が腫れているからというより、もっと奥の上咽頭や中咽頭のあたりに脂肪が溜っているため、鼻がつまった感じがする、といったほうが正解でしょう。

なので、健康診断等で「肥満」と判定され、かつ口呼吸や鼻詰まりが気になる人の場合、これまで紹介してきた鼻呼吸を促す工夫を続けると同時に、やはりダイエットにも取り組んだほうがいいでしょう。

まず、食生活では、食べ過ぎないことが基本です。

すでに「肥満」の場合は、摂取するカロリーより消費するカロリーのほうを多くする必要があります。また、脂肪分を減らすには、タンパク質メインの食事を心がけ、炭水化物や脂質の摂取は抑えぎみにすることも大切です。

そのほか、日々の間食にも要注意です。患者さん（とくに女性）の話をうかがっていると、間食で脂肪分や糖分たっぷりのスイーツを召し上がっていることが少なくありません。これでは、いくら日々の食事に気を遣っても、ダイエットにはなりません。

一方で、日々の食事は、エネルギーの源ですから、極端に減らしてしまえば、逆に健康を損ないます。

なので、体を消費モードにするために、毎日、適度に体を動かす習慣をもつことが必要です。

なにもジム等に入って頑張って運動をする必要はありません。これまでよりちょっと多めに歩いたり、家事等で積極的に体を動かしたり、というのでかまいません。体を動かすことで、日々の消費カロリーを増やしていきましょう。

長引く咳に効果的な運動法

ダイエットの1つとして、歩くことをおすすめしましたが、じつは気道に炎症を起こしやすい人の場合、陸上よりも**水の中での運動のほうがおすすめ**です。

陸上での運動は、動きの速いものが多く、心拍数も上がり、呼吸も乱れがちになるからです。そうなると、空気抵抗が少なくてより楽な、口呼吸に自然となってしまいます。

その結果、口腔やのどなどの粘膜が乾燥し、咳やぜんそくの症状の原因となりかねません。

また、室内でのスポーツで激しい動きが求められる武道・格闘技系のスポーツの場合、動くたびにホコリが大量に舞います。これは、ぜんそくやアレルギー性鼻炎の治療の観点からいうと、あまりいい環境とはいえません。

一方、水泳や水中ウォーキングなど、水の中での運動の場合、**適度な湿度が維持されている**ので、気道の炎症の大敵である「乾燥」を防ぐことができます。

また、吐いて、吸って、吐いて、吸って……という、**ゆったりとした呼吸で体を動かすことができます**。これは、咳や息苦しさといった、ぜんそくの症状をやわらげる効果があります。

また、そうした湿度のある環境で、ゆったりとした呼吸をくり返していると、ふとした瞬間に、粘膜にひっついていた粘液（痰や鼻水など）がポロッと剥がれ落ちて、気道がスッキリすることもあります。

これは、ぜんそくだけでなく、アレルギー性鼻炎や慢性副鼻腔炎などの症状をやわらげることにもつながります。

そのほか、私が副鼻腔炎のセルフケアとしてもっとも効果が期待できるスポーツだと思っているのが、じつは**サーフィン**です。

なぜ、副鼻腔炎に効果があるのかというと、サーフィンは波に揉まれるので、言ってみれば、天然の「鼻うがい」ができるからです。

患者さんの中にはサーフィンが趣味という何人かいて、サーフィンに通っている時期は、診察していても鼻の調子がすこぶるいいのです。

また、副鼻腔炎の人は、「掌蹠膿疱症《しょうせきのうほうしょう》」（手のひらや足の裏に膿のつまったブツブツができる）という疾患をもつ人が多いのですが、サーフィンをする時期は、その症状がすっかりおさまっている患者さんもいらっしゃいます。中には、サーフィンを始めてから、ぜんそくの症状があまり出なくなったという患者さんもいます。

こういうお話をすると、「海水浴でもいいのですか？」という質問をしばしば受けるのですが、海水浴ではさほど海水が鼻の中に入ってこないので、鼻うがいとしては中途半端になってしまいます。

サーフィンに抵抗がある方もいらっしゃいますが、ロングボードであれば、男女に関係なく、また50代以降でもムリなく楽しめます！　挑戦してみてはいかがでしょうか。

●ゆっくり呼吸する運動もおすすめ

呼吸を整え、鼻呼吸の習慣をつけるという意味では、**ヨガや太極拳などの、呼吸を意識しながらゆっくりと体を動かす運動がよい**でしょう。

また、屋内での**マシーンを使ったウォーキング**もおすすめです。「鼻で吸って、口で吐いて」という呼吸を意識しながら歩くことで、鼻呼吸をしっかりと体に沁み込ませていけるはずです。

その際、姿勢もしっかり意識しましょう。**肩甲骨を寄せて、ストンと肩の力を抜き、胸が開くのを感じながら歩くようにしましょう。**

胸が開くと肺も開きます。それは呼吸の能力の強化につながります（なお、胸を張るといっても、腰は反らせないこと）。

なお、これらのスポーツは、長引く咳や鼻の不調などの症状をやわらげたり、予防したりするためのものであり、疾患そのものを治すものではありません。

医療機関等での治療と並行して実践することで、より治療を高めてくれるものだ、という位置づけで取り組んでください。

「空気清浄器」の正しい置き場所

鼻の健康を保つうえでは、炎症の原因が侵入するのをできるだけ防ぐ、ということも重要です。つまり、空気中に含まれるウイルスや細菌、カビ、花粉等をできるだけ取り除き、クリーンな空気を吸い込む、というわけです。

その方法として、もっとも手っ取り早いのがマスクを着けることですが、ぜんそくやアレルギー性鼻炎、副鼻腔炎等をもっている人は、文明の利器も取り入れていきましょう。

たとえば、**「空気清浄器」**です。

これはとくに、アレルギー性鼻炎の中でも、**「ハウスダスト」**に対して効果を発揮してくれます。

ハウスダストは、衣類などから出る繊維クズのほか、ダニの死がいやそのフン、ペットの毛、花粉、カビ、細菌、タバコの煙などさまざまです。

そして、これらは人間が活動している限り、家の中においてゼロにすることはできません。繊維クズなどはいい例で、衣服を身につけている限り、必ず出続けます。

ハウスダストをゼロにできなくても、住宅内で減らすことは可能です。

●睡眠中はハウスダストが顔に降り注ぐ

ところで、空気清浄機の効果的な設置場所は、どこかご存じでしょうか。

それは、じつは**「枕元」**なのです。

なぜなら、睡眠中は、私たちの顔の上にたくさんのハウスダストが降り注いでくるからです。睡眠中、自分の顔の横に置いて、しっかり稼働させるのです。

家族が寝ている間は、住宅内での人間の活動が静まり、空気の流れも弱くなります。そのため、日中、空中を舞っていたハウスダストは、床や棚などだけでなく、私たちの顔の上にもどんどん落ちてくるのです。

顔めがけて降り注ぐハウスダストをどんどん吸い込むことで、自分に対するハウスダストの影響を減らすことができます。

●じつは家の中のほうが空気は汚れている

そのほか、**「こまめな空気の入れ替え」**と**「こまめな掃除」**も欠かせません。

家の中と屋外とでは、「家の中」のほうが空気は汚れています。室内は屋外と異なり密閉されているからです。その密閉された空間に、無数のホコリなどが浮遊しており、屋外よりもその密度が濃くなるのです。

だからこそ、その密度を薄めるべく、こまめな空気の入れ替えや、フローリングのマメな拭き掃除が大切になります。

なお、花粉症のアレルギー性鼻炎のある人の場合、花粉のシーズンは、空気の入れ替えをする時間帯に要注意です。

花粉の飛散量が多い日中~夕方を避け、逆に飛散量の少なくなる早朝や夜中を「空気の入れ替えタイム」にするといいでしょう。また、空気清浄機を玄関においておくと、さらに花粉の侵入を防ぐことができます。

また、交通量の多い大通り沿いなどにお住まいの場合、「排気ガスが気になる」とおっしゃる方もいます。その場合は、交通量の多い時間帯は避け、さらに空気の入れ替えどきには空気清浄機も稼働させるのがおすすめです。

ダニ対策として、布団の天日干しをする人が多いでしょう。

しかし、**生きているダニは、50度以上の熱で20～30分加熱しないと死滅しない**といわれています。つまり、天日干しでは不可能で、逆に温度の低い内部へとダニを潜らせてしまうのです。

また、取り入れるときの布団たたきも、ダニの死がいやフンをさらに細かくし、それらを布団内部に押し込んでしまうことになります。

もちろん、天日干しを定期的に行う必要はありますが、一方で、ダニ対策としては掃除機を活用するのがいいでしょう。いまは、**布団用の掃除機**も売られていますので、そうしたものを利用しましょう。

クッション、ぬいぐるみ等についても、掃除機をかけるのがおすすめです。

なお、**ダニの繁殖期は梅雨～夏**にかけてで、秋になると寿命を迎え、冬になるとその数がグッと減ります。そのため、**秋になるとその死がいが増えて、アレルギー性鼻炎の症状も出やすくなります**。それを予防するためにも、梅雨～秋にかけては、とくに意識して、布団やマットレス等の掃除機がけをするといいでしょう。

「泣く」ことが鼻にいい理由

涙を流すことも、鼻の洗浄効果があるのではないかと私は考えています。

みなさんも涙があふれて止まらないとき、同時に鼻水も止まらなくなった経験があるでしょう。これは、目と鼻が鼻涙管《びるいかん》という細い管でつながっているからです。

涙腺から分泌された涙は頬を伝って落ちていくだけでなく、この鼻涙管を通って鼻にも流れていき、鼻水として排出されるのです。

そして、注目したいのが、涙の成分です。涙には**塩分**が含まれています。

ということは、天然の食塩水で、鼻の内部から「鼻うがい」をしていることになるのです。

また、**感情をともなう涙は、リラックス状態のときに優位になる副交感神経のスイッチを入れる**ことがわかっています。感情を動かし涙を流すことは、じつはストレス解消にもなるのです。副腎皮質ホルモンのコルチゾールなど、ストレスに関係する物質も対外に排出されるといいます。

ストレスを感じると交感神経が優位になり、炎症が活性化しやすくなります。すると、気道の炎症も悪化しがちで、咳や痰、鼻水なども生じやすくなります。

また、ストレスは体の免疫機能を低下させます。副鼻腔でくすぶっているウイルスや細菌の活動も活発になり、鼻水や後鼻漏などの症状も出やすくなります。

ですから、泣ける映画を観たり、泣ける小説を読んだり、泣ける音楽を聴いたり、泣ける歌を歌ったりして、思う存分泣いてしまいましょう。

泣くことの効果は、近年、注目されているようで、「涙活」なるイベントもあるそうです。

肺だけじゃない！タバコは鼻も悪くする

長引く咳や鼻の不調に悩む人で喫煙習慣がある人は、いますぐ禁煙しましょう。**タバコで線毛が壊されることで、ウイルスや細菌などが副鼻腔に入り、副鼻腔炎の原因になります。**

また、アレルギーの原因物質が入れば、アレルギー性鼻炎も起こりやすくなります。ウイルスや細菌などの通過で気道も炎症が生じやすくなりますから、ぜんそくや慢性気管支炎、ＣＯＰＤなど、気管支や肺の疾患のリスクも高まります。

タバコをやめれば、**３カ月**で線毛はもとの機能を回復するといわれています。鼻の浄化機能も復活し、長引く咳や鼻の不調も改善しやすくなるのです。

最近、「加熱式タバコ」といって、タバコの葉を燃やすのではなく、加熱して、その蒸気を吸入するタイプの商品も登場しています。タールが発生しないという点で、メーカーは「紙巻きタバコよりも、健康面での害が少ない」と謳っています。

しかし、呼吸器内科の医師の立場から言わせていただくと、あくまでも紙巻きタバコより害が少ないのであって、害がゼロなわけではありません。ニコチンを吸入する点では、紙巻きタバコと変わりません。発ガン物質については、両者に違いはないというのが、多くの研究者が共有する見解です。実際に、多くの発がん性物質も確認されています。

長引く咳や鼻の不調は、きっかけを与えてくれたのだと考え、これを機会に、ぜひ禁煙に取り組んでください。

酒焼けで声がかれがちな人は、鼻のチェックを

アレルギー性鼻炎や慢性副鼻腔炎などの鼻の不調をもっている人にとって、お酒は鼻づまりを悪化させる原因になります。それは醸造酒や蒸留酒といった製造方法の違いや、冷たいお酒と温かいお酒といった温度の差などに関係なく、どんなお酒でも、です。

というのも、炎症が起きて腫れているところは、毛細血管が拡張し血流が増大しています。そして、お酒にも血管を拡張させる作用があるため、お酒が入るとますます血管が拡張して血流が増え、炎症がひどくなってしまいます。その結果、粘膜

はさらに腫れ、鼻づまりも悪化してしまうのです。

お酒を大量に飲むと、睡眠中にイビキをかきやすくなり、睡眠中の無呼吸につながります。これはお酒のせいで鼻の粘膜が腫れ、鼻がいつも以上につまるからです。なので、鼻の不調をもっている人で、鼻詰まりがつらいときは、やはりお酒は控えたほうがいいでしょう。

●酒焼けする人は副鼻腔炎をもっている

じつは、同じようにお酒を飲んでも、翌日、声がガラガラになる人と、そうでない人とがいます。「この違いは何だろう?」と以前から気になっていたのですが、最近、気がついたのが、「副鼻腔炎の有無が関係しているのではないか」ということです。

副鼻腔炎をもつ患者さんと話していると、酒焼けをしやすいという話が意外とよく出ます。

この本でくり返しお話ししているように、副鼻腔炎をもっていると、その下の上気道や下気道に炎症性の物質が流れていきやすくなります。そのため、日常においても、**のどに炎症が起こって、声がガラガラになりやすい**傾向があります。

さらに、鼻づまりも起こりやすいので、お酒を大量に飲んだ晩は、睡眠中、鼻づまりが悪化して口呼吸になってしまいがちです。そうなると、のどは乾燥し、状態はさらに悪くなります。

その結果、朝起きたときに、声がガラガラになってしまっているのです。


ですので、酒焼けしやすい人は、副鼻腔炎をもっていないかと検査してみるといいと思います。早期に見つかれば治療もしやすいですし、将来的にぜんそくなどの肺の疾患を予防することにもつながります。

鼻づまり解消に効果的な精油の活用法

鼻づまりがつらいときは、「香り」の力を借りるのもいいでしょう。アロマセラピーなどで使われる精油を使って、鼻づまりを解消していきましょう。

ここで、鼻づまりに効果があるといわれる精油を2つ紹介します。

・ペパーミント／ハッカ

ペパーミントのガムを噛んだり、ハッカ飴をなめたりしたときに、鼻がスーッとスッキリした経験は多くの人がされているのではないでしょうか。

ペパーミントやハッカには、鼻通りをよくしてくれる効果があります。

・ユーカリ・グロブルス／ユーカリ・ラディアータ

ユーカリはその抗菌作用により、風邪やインフルエンザ対策の精油としても知られており、鼻づまりや痰のからみ、咳の解消にも効果があります。まさに長引く咳や鼻の不調に悩む人にピッタリの香りといえます。

なお、ユーカリ・グロブルスについては高血圧の人は使用を避け、より刺激の少ないユーカリ・ラディアータを用いるといいでしょう。

そのほか、気道の炎症そのものを防ぐものとして、「ティーツリー」という精油もあります。これは、かなり強力な抗ウイルス、抗菌、抗真菌等の作用がある精油で、呼吸器系の感染症対策には打ってつけです。

また、やる気や集中力アップの精油として知られる「ローズマリー」も、咳や痰などの症状に効果があるといわれています。

ただ、香りは、人によっては咳が止まらなくなる場合もあります。

香り（匂い）のもととなる微細粒子は、鼻腔内に入るとその最上部にあるにおいを感じる嗅裂に溶け込み、そこで生じた電気信号が脳へと伝えられ、その結果、私たちは香り（匂い）を感知します。その際、人によっては、ある特定の香りの微細粒子が刺激となって、咳を生じさせることがあるのです。

呼吸器内科の世界では、長引く咳の原因の1つに「香水」があるのは常識となっています。

以前、診察した患者さんでも、香水が原因で咳が止まらなくなる方がいました。その方は化粧品会社の香水部門で働かれていて、職場で扱っている香水の香りのどれかが、彼女の咳を誘発していたようなのです。

このように、人によってはある特定の香りが、咳の原因ともなります。特定の香りを嗅ぐと咳が出る場合は、その香りを発生させるものは使用をひかえましょう。

〔精油の活用法〕

①熱めのお湯を
コップに入れ、
精油を１～２滴たらす。

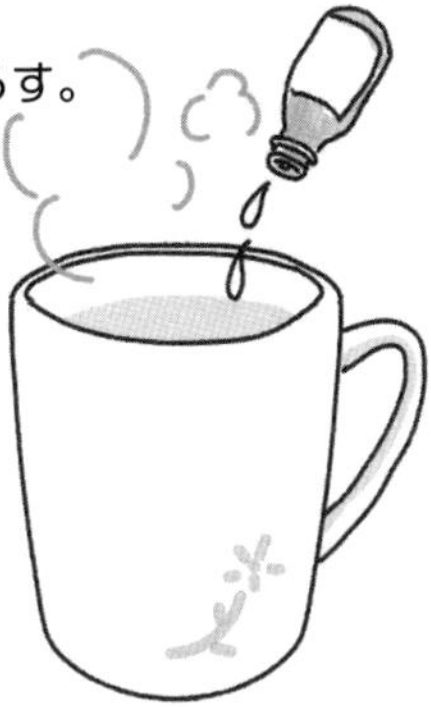

②蒸気を
鼻と口から
吸いこむ。

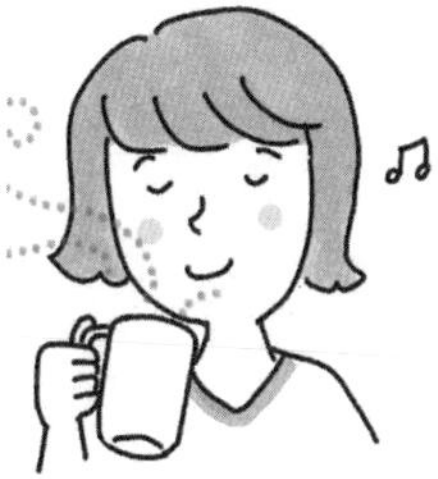

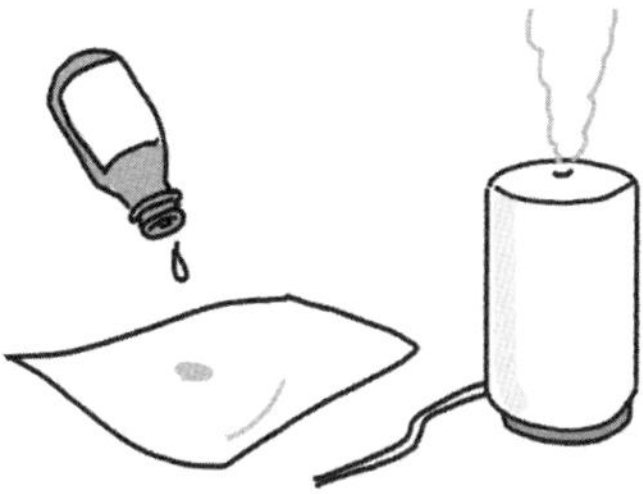

ティッシュペーパーに
たらしたり、
アロマデフューザーを
使ってもよい。

「なた豆茶」「大根飴」で鼻・のどの不調を整える

患者さんから、治療の効果を挙げる食材や、逆に妨げる食材について質問されることがあります。

そんなときにお伝えしているのが、**「食事では、温かくして食べることを意識してください」**ということです。野菜を食べるときは、生ではなく、加熱して食べましょう。気道の健康の観点では、こちらのほうがおすすめです。

その理由は、「気道のお掃除係」である線毛に関係します。

線毛が苦手なのが、乾燥と冷えなのは、くり返しお伝えしたとおりです。温かい食べものであれば、その湯気が加湿となり、その熱が加温になるため乾燥と冷えを防ぐことができます。

また、ほどよく湯気の出ている温かい食べ物は、その湿度によって粘液を溶かす効果があります。そのため、鼻づまりや痰がらみの解消につながります。

ただ、ぜんそく等で咳の出やすい人の場合、熱すぎるとむせてしまい、逆効果なので注意しましょう。

●痰がらみを解消する「なた豆茶」

また、飲み物では、**「なた豆茶」**が、副鼻腔炎や痰のからみ、後鼻漏に有効といわれています。

なた豆に含まれる**「カナバニン」**という物質には、膿を出して炎症を鎮める作用があり、それがネバネバの鼻水をサラサラにして出しやすくしてくれるのです。

ただし、人によっては粘膜がカラカラになる場合もあるので、飲み過ぎには注意してください。

一方で、緑茶・紅茶・ウーロン茶は、痰をとって気管支を拡げる効果はありますが、のどを乾燥させるので飲みすぎには注意が必要です。

咳を止めてのどを潤す「大根飴」

また、咳に効果があるものとしては、**「大根飴《だいこんあめ》」**がおすすめです。

これは、大根を漬け込んだハチミツのことです。大根のエキスが溶け込んだハチミツを、好みの分量で水やぬるま湯に溶かして飲みます。スプーン1杯に満たない程度の量を入れて飲むだけで、十分に効果があります。

これは患者さんからご紹介いただき、それ以降、ほかの方にも紹介しています。

「長引く咳の症状がやわらいだ」「後鼻漏をあまり感じなくなった」「痰切れがよくなった」という感想を多数いただきます。

〔大根飴の作り方〕

①大根を１㎝くらいの
角切りにする。

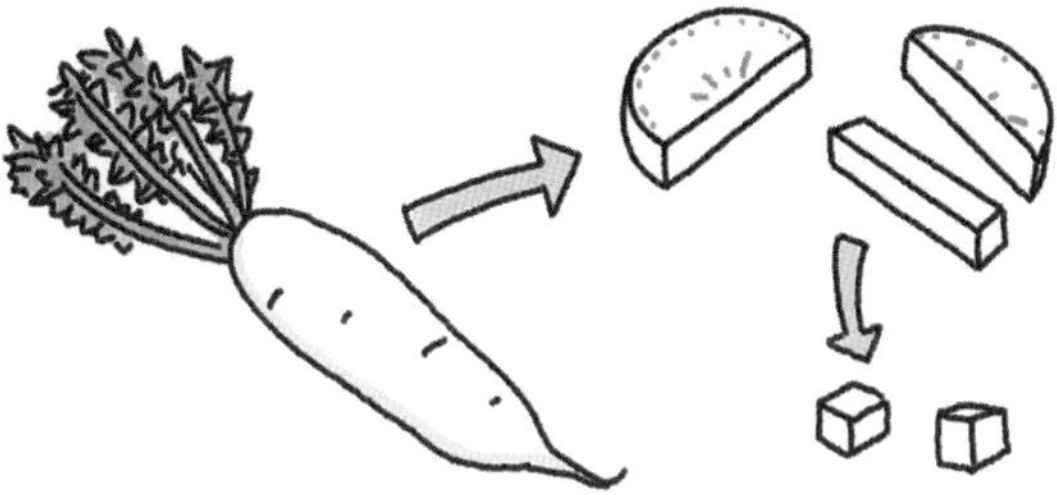

②ビン(ジャムなどの空きビンなど)に、
①の大根を入れて、
大根がひたひたになるくらいまで
ハチミツを注ぐ。

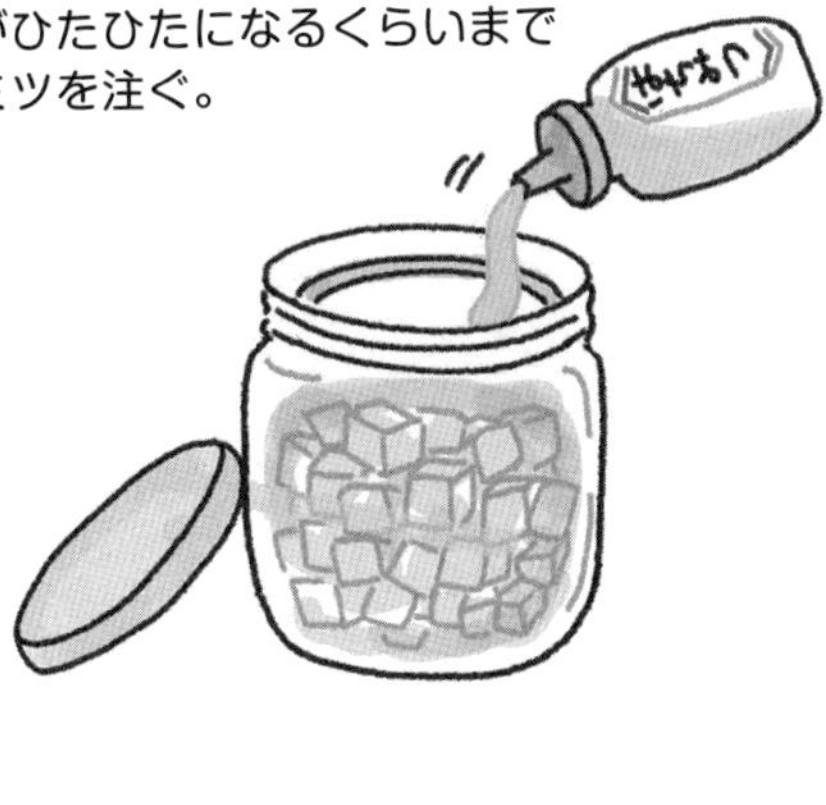

③冷蔵庫で、
数時間～１晩置く。

大根には痰を取り除く働き、ハチミツには粘膜を潤す働きがあります。その両者が合わさり、効果が出るのでしょう。

患者さんの中には、ハチミツを牛乳に溶かして飲む方もいます。残ったものは、冷蔵庫に保存して、2~3日で飲み切りましょう。漬け込んだ大根は捨てずに、炒め物にしたり、お味噌汁の具にしたりと活用できます。ぜひ試してみてください。

おわりに

鼻の病気と咳、気管支ぜんそく、ＣＯＰＤの関連性は、呼吸器内科、なかでも気管支ぜんそくを専門とする医師の間では、比較的常識的な話となってきています。

この本で紹介したような診療を、私だけが特別に行っているのではありません。呼吸器内科だけでなく耳鼻咽喉科でも、同じ視点で診療をされているところもあります。

耳鼻咽喉科の先生には、「慢性副鼻腔炎はアルゴリズムすらない」ということを指摘する方がいたり、呼吸器内科でも「鼻炎や副鼻腔炎の患者さんは本当に多い」とおっしゃっている方もいたりします。

しかし、残念ながら、ごく一部なのです。

呼吸器内科医は絶対数が少なく、ぜんそくを専門としている医師はさらに少ない状況なので、専門以外の医師には鼻の病気と咳、気管支ぜんそく、ＣＯＰＤの関連性はまだまだ周知されておらず、多くの患者さんが悩まれているのが現状です。

総合病院でも、耳鼻咽喉科と呼吸器内科が協力し合ってよい結果を出しているところと、残念ながら、〝餅は餅屋〟というような意見のぶつかり合いで、症例検討会すらなくなってしまっている医療機関があるのです。

当院には遠方から、それこそ海外からも、咳の症状に悩んでいる患者様が来院されます。私の講演会をお聞きにいらした方や、ブログを参考にしてくださった方からも、よい結果になったとお礼の言葉を頂戴することもあります。

しかし、わざわざ当院にいらしていただかなくても、近くの病院で治療ができるほうが、患者さんにとってよいのです。

本書は、どこででも〝気道を一括して診る〟治療が受けられるようになることを願って出版しました。咳に悩まれている方だけでなく、医師の方にもこの本を手にとっていただき、実践していただけるとうれしいです。実際、特別な薬剤を使わなくても、既存の検査法や薬剤で治療ができます。

学生時代に印象に残っている先生の言葉で、「本に載っている事はすべて古い医学であり、最新の医学は常に患者さんの中にある」というものがあります。実際にこの書籍をつくる間にも新たな事実がわかり、紹介しきれていない部分もあります。今後も教科書にはない医療を目指して、まだまだ追及をしていきたいと思います。

最後に、この本を手にとってくださった皆さま、ありがとうございました。

２０１９年７月

杉原　徳彦

著者紹介

杉原徳彦（すぎはら・なるひこ）

医療法人社団仁友会　仁友クリニック院長。医学博士。専門は呼吸器内科。日本内科学会認定医、日本アレルギー学会専門医、日本スポーツ協会公認スポーツドクター、全日本スキー連盟アンチドーピング委員。
1967年8月13日生まれ。杉原家は江戸時代から続く医師の家系で、17代目の医師になるものとして生を受けるが、レールの敷かれた人生に反発し、高校時代は文系を選択。部活のスキーの大会で肩関節を脱臼し手術を受けたことで、医師の仕事のすばらしさに目覚め医師を志す。94年、杏林大学医学部を卒業。2001年、同大学院修了。東京都立府中病院（現・東京都立多摩総合医療センター）呼吸器科勤務を経て現職。自らも喘息を患った経験があり、教科書通りの医療では良くならない患者がいることに疑問をもち、上気道と下気道の炎症に着目した独自の視点で喘息診療を行っている。仁友クリニックを設立し、喘息治療で功績を残した杉原仁彦は祖父にあたる。

●医療法人社団仁友会　仁友クリニック　http://jinyu.or.jp/

つらいせきが続《つづ》いたら
鼻《はな》の炎症《えんしょう》を治《なお》しなさい

〈検印省略〉

2019年　8　月　23　日　第　1　刷発行
2020年　2　月　27　日　第　6　刷発行

著　者――杉原　徳彦（すぎはら・なるひこ）

発行者――佐藤　和夫

発行所――株式会社あさ出版

〒171-0022 東京都豊島区南池袋 2-9-9 第一池袋ホワイトビル 6F
電　話　03 (3983) 3225 (販売)
　　　　03 (3983) 3227 (編集)
F A X　03 (3983) 3226
U R L　http://www.asa21.com/
E-mail　info@asa21.com
振　替　00160-1-720619

印刷・製本　神谷印刷（株）

facebook　http://www.facebook.com/asapublishing
twitter　http://twitter.com/asapublishing

ISBN978-4-86667-155-0 C2077